家族と専門医が一緒に作った
小児ぜんそくハンドブック
2012年改訂版

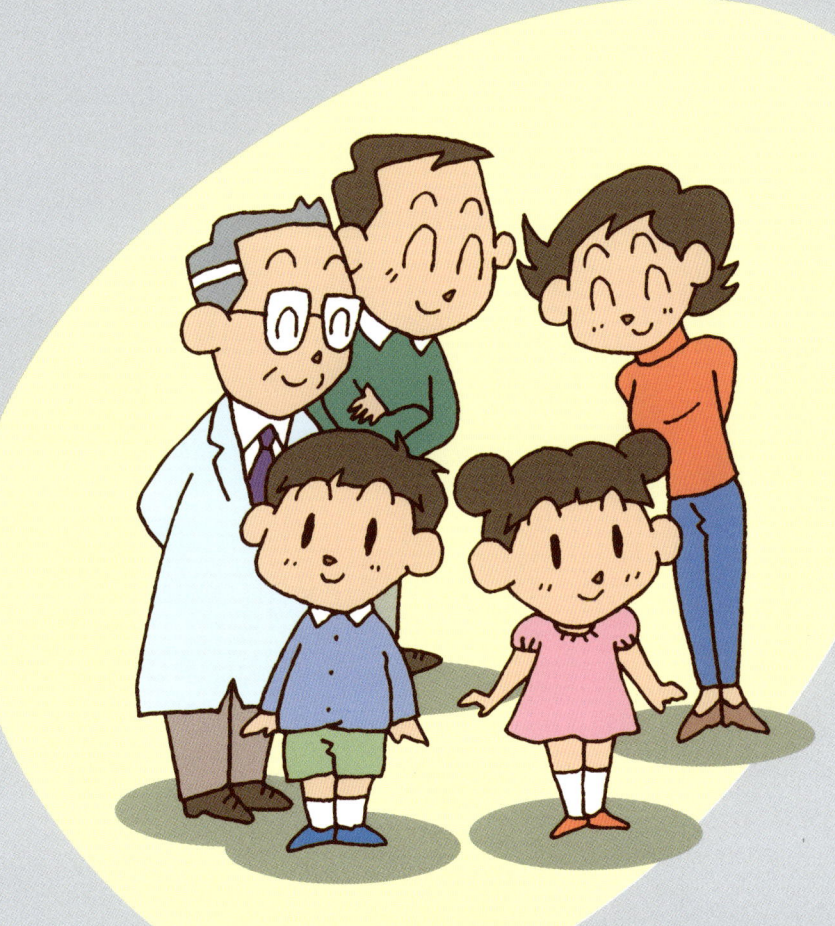

日本小児アレルギー学会
『家族と専門医が一緒に作った
小児ぜんそくハンドブック2012年改訂版』
作成委員会

■監修
　西間　三馨（国立病院機構福岡病院／福岡女学院看護大学）
　西牟田敏之（国立病院機構下志津病院）
　森川　昭廣（群馬大学／希望の家附属北関東アレルギー研究所）

■医師委員
　宇理須厚雄（藤田保健衛生大学医学部坂文種報德會病院小児科）
　小田嶋　博（国立病院機構福岡病院）
　望月　博之（東海大学医学部小児科学）

■患者・支援者委員
　赤城　智美（アトピッ子地球の子ネットワーク）
　栗山真理子（アレルギー児を支える全国ネット「アラジーポット」）
　武内　澄子（食物アレルギーの子を持つ親の会）
　長岡　徹（アレルギーを考える母の会）

■コーディネートチーム
　小島あゆみ（日本患者会情報センター）
　渡辺　千鶴（日本患者会情報センター）

■日本小児アレルギー学会
　近藤　直実（日本小児アレルギー学会理事長/岐阜大学大学院医学系研
　　　　　　究科小児病態学）

はじめに 「患者のための患者による診療ガイドライン」の

　ぜんそくの治療・管理は近年、目覚ましい進歩を遂げています。それは、ぜんそくによる死亡、長期入院、救急入院、学校欠席率の低下という形で顕著に表れています。ぜんそくの治療や管理で最も大切なことは、患者さんやその家族が自分の病気についてよく理解し、あらゆる問題点を認識したうえで、医療スタッフとともに協力しながら気長に治療していくことです。

　そのための支援として、日本小児アレルギー学会では、医師向けの診療ガイドラインだけではなく、医療スタッフや患者・家族向けの診療ガイドラインも発刊してきました。しかし、それらの診療ガイドラインは、医師が主体となって、作成してきたこともあり、どうしても医師向けの診療ガイドラインの内容を、やさしい文章に置き換えたものにしかなりませんでした。つまり、患者・家族の視点に立った診療ガイドラインとはならなかったのです。

　ぜんそくを患う子どもたちのQOL(生活・人生の質)を向上させるには、日常生活におけるセルフケアに関する情報提供が不可欠です。そのためには、診療ガイドラインに患者および家族が本当に知りたい内容を余すことなく盛り込みたいと考えました。そこで、患者・家族そして支援者の意見を中心に据えた一般向けの診療ガイドラインを作成することにしました。

　より多くの意見を広く募るため、第三者機関を通して一般向け診療ガイドラインの作成に関心のある患者・支援者団体を対象に

発刊に寄せて

　公募を行い、ある一定の条件を有した患者・支援者団体から患者・支援者委員候補者の推薦を受けたうえで、最終的に4人の患者・支援者委員を選出しました。
　そして2007年5月、4名の患者・支援者委員、6名の医師委員、2名のコーディネートチームによって構成された『家族と専門医が一緒に作った小児ぜんそくハンドブック2008』作成委員会が立ち上がり、一般向けの診療ガイドラインの作成を始めました。
　ぜんそくハンドブック作成委員会は、月に数回のペースで続けられ、患者・支援者委員自らが内容を構成し、原稿も執筆しました。それを医学的な見地から医師委員が支援する形をとりながら、真の「患者のための患者による診療ガイドライン」作成を試みたのです。
　こうして約2年の歳月をかけた結晶が、この『家族と専門医が一緒に作った小児ぜんそくハンドブック2008』です。必ずや読者の皆さまの満足が得られる、今までになかった新鮮な診療ガイドラインが出来上がったと自負しています。

　今回「小児気管支喘息治療・管理ガイドライン2008(JPGL2008)」が改訂されJPGL2012として発刊されましたので、2008から2012で変更のあった図表と説明文をさしかえて2012改訂版として発刊しました。
2012年9月

『家族と専門医が一緒に作った小児ぜんそくハンドブック2012年改訂版』
　　　　　　　　　編者を代表して　　　西間　三馨

目次

はじめに ―――――――――――――――――――――――――――――― 4

第1章 「ぜんそく」ってどんな病気？
ぜんそくは発作性に喘鳴を伴って、呼吸困難を繰り返す

ぜんそくの症状 ―――――――――――――――――――――――――――― 8
ぜんそくの人の気道に起きていること ―――――――――――――――――― 10
ぜんそくの発作 ――――――――――――――――――――――――――― 12
ぜんそく発作を引き起こす原因物質 ――――――――――――――――――― 14
ぜんそくへの理解を深めよう ――――――――――――――――――――― 16

第2章 病院に行くとき、準備することは？
発作回数、家族のアレルギー歴などメモを作って持っていこう

診察で聞かれること、患者が伝えること ――――――――――――――――― 24
診断や治療効果を確認するための検査とは？ ―――――――――――――――― 28

第3章 治療の基本
治療の全体像を理解しよう

治療は「3本の柱」によって支えられている ――――――――――――――――― 34
発作止めと炎症を抑える薬をうまく組み合わせる ――――――――――――― 36
ぜんそく治療によく使われている薬 ――――――――――――――――――― 38
よく使われる長期管理薬（コントローラー）の種類と特徴 ――――――――――― 40
よく使われる発作止めの薬（リリーバー）の種類と特徴 ―――――――――――― 42
医療者とともに長期管理をよりよいものへ ―――――――――――――――― 44
吸入療法と上手なスペーサーの活用法 ―――――――――――――――――― 50
発作を起こして受診したとき、医療機関で行われる治療 ―――――――――――― 54
お薬Q&A 正しく知ってよりよい治療をめざそう ―――――――――――――― 56
家庭でできることを身につけよう—日ごろの備え、予防、発作の対処など— ――― 60
夜中に発作が起こったら 本人ができること 付き添う大人ができること ―――― 64
ぜんそくのコントロールはできていますか ―――――――――――――――― 66

第4章 家庭で行うセルフケアが大切！
自分で積極的に治す気持ちを持とう

ぜんそくのセルフケアって何？ ―――――――――――――――――――― 70
発作を起こさない環境整備に取り組もう ―――――――――――――――― 72
ふだんから発作の予防に努めよう ――――――――――――――――――― 76

セルフモニタリングで状態を知ろう	78
発作が起こったときの対処法	84
みんなで支えることの大切さ①学校で「ぜんそく教室」を実施	85
みんなで支えることの大切さ②保健の授業を利用して専門家による講義を企画	86

第5章　ぜんそくの子どものライフサイクルを知っておこう
保育所・幼稚園・学校生活を楽しく安心して過ごすために

保育所・幼稚園・学校での理解と協力を得る	87
年齢別のぜんそくの特徴　乳幼児から成人まで	90
月経や妊娠のときの対応	93
子どもが安心して教育機関で過ごすために	94
学校生活管理指導表（アレルギー疾患用）	96
学校で注意すること①掃除や動物の飼育	102
学校で注意すること②運動	104
もし学校でぜんそくの発作が起きたら	106
学校行事への参加	108
ぜんそくキャンプ	112
医療機関で注意すること	114
アレルギーのある人が気をつけるほうがよい薬品や医療器具	114
予防接種は積極的に受けよう	115
小児慢性特定疾患医療給付制度	115
災害に備えておこう	116
医薬品の海外への持ち出し・再入国と機内での取り扱い（エピペン®の例）	117

おわりに　お母さん、一人で悩まないで	118

アレルギー用語集	120
付録	
アレルギー支援団体の活用	123
アレルギー関連　診療ガイドラインの紹介	123
困ったときのクイック索引	124

第1章 「ぜんそく」ってどんな病気？

ぜんそくは発作性に喘鳴を伴って、呼吸困難を繰り返す

ぜんそくは息を吐くときにヒューヒュー、ゼーゼーという笛のなるような音（喘鳴）がして、呼吸が発作的に苦しくなる病気です。息をするときに、空気の通る道（気道）が狭くなるため、音が出るのです。これを急性発作と呼びます。ぜんそくの症状や原因を知ることは治療の初めの一歩です。

ぜんそくの症状

急にヒューヒュー、ゼーゼー ―もしかしてぜんそく？―

次のような症状が出ると、ぜんそくが考えられます。
- 日中は元気に遊んでいても、夜から明け方にかけて咳き込んで目が覚めてしまう。痰がからんだ咳をする。
- 布団の上で遊んだり、ホコリを吸ったりすると咳が出て息苦しくなる。
- 運動をすると、咳き込んだり、ゼーゼーして息が苦しくなったりする。
- 花火やタバコの煙を吸い込んだとき、咳き込んだり、ゼーゼーして息が苦しくなったりする。

上記のように音が聞こえて、わかりやすい発作以外にも、胸や背中に耳をあてると、ヒューヒュー、ゼーゼーという音が聞こえて、ぜんそく発作が始まっていることがわかる場合があります。

2歳ごろまでの乳幼児は、年長児に比べて、気道が狭くなりやすいという特徴があります。また、症状の進行も速く、家庭における保護者の観察が必要な時期です。喘鳴が弱く、ゼーゼーという音が聞こえなくても咳が続き、ときに嘔吐したり、寝かせようとしても抱っこをせがんだり（横になると呼吸が苦しいため）、機嫌が悪かったり、異常に興奮したりしているときは、ぜんそく発作が起きている可能性があります。

咳だけでヒューヒューという呼吸の音がしない「咳ぜんそく」という、ぜんそくとよく似た病気もあります。

ぜんそく以外でもヒューヒュー、ゼーゼー

ヒューヒュー、ゼーゼーと音がして呼吸が苦しい病気には、ぜんそく以外にもいろいろあります。

とくに乳幼児のころは気管支も細くやわらかいため、細菌やウイルスに感染すると、ぜんそくに似た症状が現れることもあります。

まれには心臓や血管の病気でもヒューヒュー、ゼーゼーが起こります。

また、乳幼児の場合、とくに問題になるのが、間違っていろいろな物を吸い込んで、気管につまってしまう「誤嚥：気管内異物」です。落ちていたボタンやおもちゃなどの小さなピース、気管支内で膨張してしまうピーナッツなどの乾燥豆類、こんにゃくゼリーのような食べ物など、何でも口に入れる乳幼児は誤嚥を起こしやすいのです。誤嚥の場合は、さっきまで元気だったのに急に咳き込んだり、ヒューヒュー、ゼーゼーといった音が出たりします。病院でレントゲン撮影をしてもらうと診断がつきます。ぜんそくとは異なりますが、乳幼児の誤嚥は命にかかわるので、細心の注意を払わねばなりません。

ぜんそく性気管支炎とぜんそくの関係

2歳以下の乳幼児で、かぜのウイルスなどが引き金になってゼーゼー、ゼロゼロということがあります。ヒューヒュー、ゼーゼーを伴う呼吸困難発作を反復しない限り「ぜんそく」と診断できません。このような場合、医師には「ぜんそく性気管支炎」あるいは「ぜんそく様気管支炎」と診断されることがあります。その後、自然に治ってしまって慢性化しない場合が多いのですが、なかには、「ぜんそく」に移行してしまうこともあります。

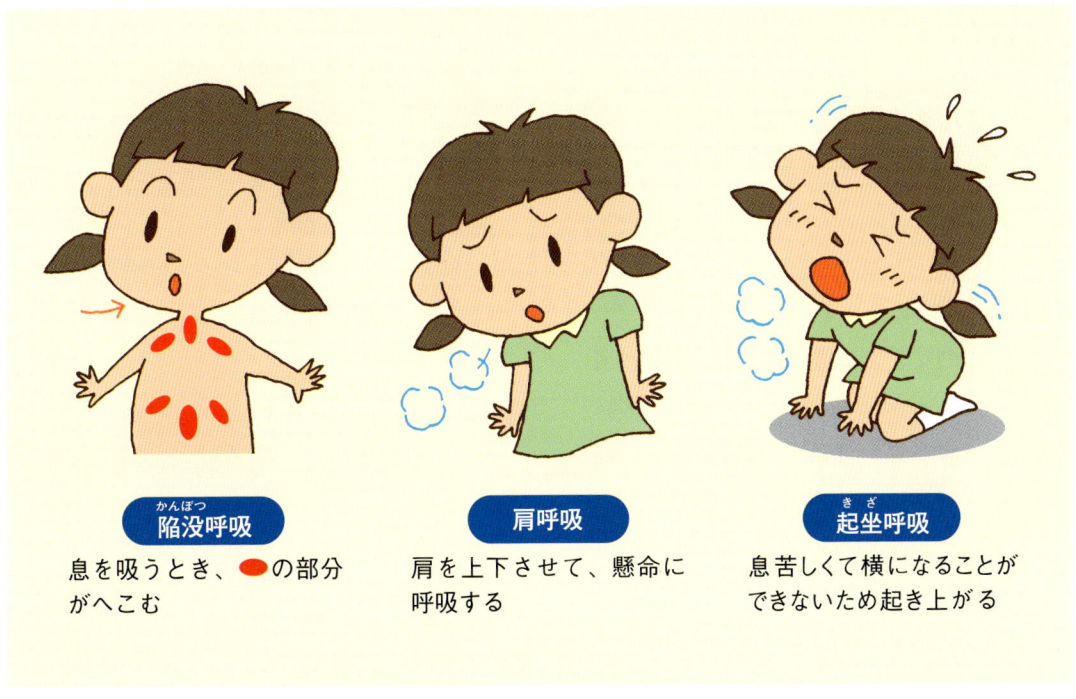

陥没呼吸（かんぼつ）
息を吸うとき、●の部分がへこむ

肩呼吸
肩を上下させて、懸命に呼吸する

起坐呼吸（きざ）
息苦しくて横になることができないため起き上がる

ぜんそくの人の気道に起きていること

ぜんそくの発作は刺激が加わることで起きる

呼吸をするとき、空気はまず鼻や口から入り、のどから気管へ、それから枝分かれして気管支へ、またいくつにも分かれて細気管支を通り、肺胞へ届きます。この空気の通り道を「気道」と呼びます。

この気道に「何かの刺激」(発作の原因となるもの)が加わることによって、気管支の平滑筋が収縮し、空気の通り道が狭くなります(図1)。

そのうえ、内側の粘膜が炎症を起こして腫れあがり、さらに気道の中に痰がたまるために、空気が通りにくくなって、呼吸が苦しくなるのです。

これがぜんそく発作の起こり方です。

ぜんそく発作がないときも気管支の炎症が残っている

また、慢性的に気道の炎症が起きていることも原因となります。

ぜんそくはアレルギーとの関連が強く、ぜんそくの子どもの気道には、炎症を引き起こすリンパ球、好酸球、マスト細胞、好塩基球などアレルギーに関係する細胞が増えています。これらの細胞によって引き起こされる慢性のアレルギー性炎症は発作がないときにも残っています。この気道の炎症がぜんそくの特徴とされています(図1)。

炎症で傷ついた気管支の粘膜がきれいに治っていくにはとても時間がかかります。治ってきたかなと思っても、また次の発作が起きると、一度傷ついた部分はダメージを受けやすく、完全に治るのに時間がかかってしまいます。そのため、発作を起こさない時間を長くすることが重要となってきます。ぜんそくの治療には長い時間が必要なのです。

身体を守る免疫の仕組みが過剰に反応するアレルギー

私たちの体には病原体から身体を守る免疫という働きが備わっています。

病原体が入ってきたときには、その病原体が「抗原」となり、それに対抗する物質「抗体」が出てきて、体を守ります。抗体は免疫グロブリン(Ig)という血清中にある成分(たんぱく質の一種)です。免疫グロブリンにはA、D、E、G、Mがありますが、その中でIgE抗体がアレルギー反応を起こす中心となっています。

アレルギーとは、アレルゲン(アレルギー反応を起こす原因物質)が体内に侵入すると、IgE抗体やマスト細胞、好塩基球などの免疫に関わる物質や細胞が過剰に反応して、自分の体にダメージを与える状態です。

第1章 「ぜんそく」ってどんな病気？

図1 ぜんそくが起こるしくみ

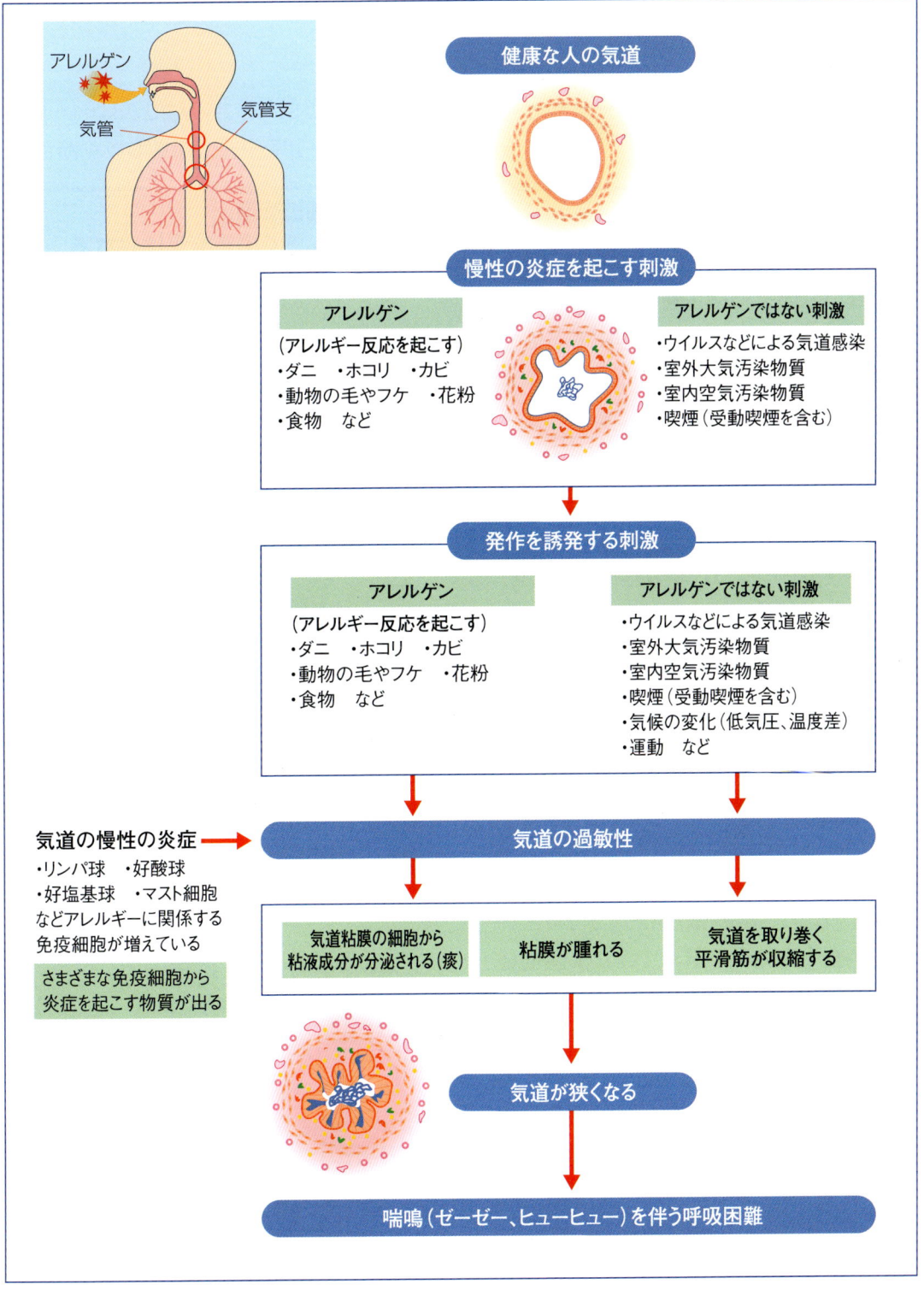

ぜんそくの発作

ぜんそく発作の強度は、4段階に区分する

　ぜんそく発作は大きく4段階に分けられます（図2）。

小発作：食事や通園・通学をはじめ、日常生活は普通にできます。睡眠も苦しくて目が覚めるというようなことはありませんが、背中や胸に耳をあてるとヒューヒュー、ゼーゼーが聞こえます。

中発作：日常生活ができなくなり、周りの人にもヒューヒュー、ゼーゼーが聞こえるようになります。食事もあまり摂れず、話しかけても応えないこともあります。無理をして登校しても、ほとんど学校生活についていけない状態です。睡眠中も、呼吸困難で目を覚まし、横になって寝るのが苦しいことがあります。

大発作：日常生活が完全にできなくなり、ヒューヒュー、ゼーゼーの音は激しくなります。食事もできず、水分も自分では摂れなくなり、会話もほとんどできません。

呼吸不全：大発作が進んでさらに悪化した状態です。唇が紫色になったり、爪の先が青白くなったりとチアノーゼ（酸素不足状態）が現れます。苦しくてぐったりしたり、錯乱状態になったりすることもあります。歩行も会話もできず、窒息寸前になっています。このようなときには、ヒューヒュー、ゼーゼーという喘鳴は、むしろ弱くなります。

　発作が起きたときの対処法は64〜65ページ、106〜107ページを参照してください。

発作の強度とぜんそくの重症度は異なる

　ぜんそくの重症度は、ぜんそく発作の強度と頻度で決まります（表1）。大発作を起こすから重症のぜんそくというわけではありません。

表1　ぜんそくの重症度の分類

ぜんそくの重症度	発作の強度と頻度
間欠型	年に数回、軽い発作がある
軽症持続型	軽い症状が月に1回以上、毎週ではない
中等症持続型	軽い症状が週に1回以上、毎日ではない
重症持続型	症状が毎日あり、中・大発作が週に1〜2回ある

出典：『小児気管支喘息治療・管理ガイドライン2012』改変

緊急発作時に、保護者がパニックにならないように!!

　急激な発作の悪化が見られて医療機関を受診するときには、保護者が自分で運転するのは控えましょう。保護者が一人で連れて行く場合には、その途中で必要なケアができないことと、気が動転していて安全な運転が難しくなるからです。

第1章 「ぜんそく」ってどんな病気？

図2　ぜんそくの発作の強度の判定基準

	小発作	中発作	大発作
喘鳴	軽い	明らかにわかる	強く、遠くでもわかる（弱くなったときは要注意※1）
呼吸困難	ない	ある	強い ＊うなり声をあげる
起坐呼吸※2	横になることができる	横になると苦しく、座位を好む ＊抱っこされているほうが楽	前かがみになる ＊抱っこされているほうが少しは楽
陥没呼吸※3	ないかあっても軽度	明らかにある	強く陥没する ＊シーソー呼吸がある※4
歩行時の息苦しさ	急ぐと苦しい	歩くと苦しくなる	歩行できない
会話（機嫌）	一文区切りで話せる ＊少し悪い	句で区切る程度なら話せる ＊機嫌悪い	一語区切りでしか話せず話しかけても返事ができない
食事	ほぼ普通に摂れる	食べにくくなる ＊ミルクの飲みが悪くなる、吐く	食べられない ＊ミルクや水分の摂取が困難
睡眠	眠れる	苦しさでときどき目を覚ます	眠れない
ピークフロー値 吸入時のフロー値	自己最良値の60％以上	30〜60％	30％未満

※1　もっと悪くなって呼吸不全になると「ゼーゼー」は逆に弱くなる。危険な状態なのですぐ病院へ。
※2　起坐呼吸……息が苦しくて横になることができない状態。
※3　陥没呼吸……息を吸うときに、のどやろっ骨の間が強度にへこむ（陥没する）。
※4　シーソー呼吸…息を吸ったときに胸がくぼんでお腹が膨らむといったように、呼気と吸気時に胸部と腹部の膨らみと陥没がシーソーのように逆の動きになる。腹式呼吸を意識的に行っている場合は該当せず。
＊乳幼児のおもな特徴（乳幼児の場合は判断が難しく、比較的わかりやすい特徴を掲載）

ぜんそく発作を引き起こす原因物質

発作の原因には、アレルギー的要因と非アレルギー的要因がある

　ぜんそく発作を引き起こす原因物質には、図3のように、さまざまなものがあります。

　吸入アレルゲンとしては、ダニ、ゴキブリ、カビ、犬・猫・ハムスターなどの毛・フケ・フン・唾液、木や草の花粉などがあり、卵や牛乳などの食物もアレルゲンになることがあります。

　アレルゲンではない原因物質としては、タバコの煙、建材・家具から発生するホルムアルデヒド、揮発性有機溶媒、自動車の排気ガスのような大気汚染物質などがあります。

　そのほかにぜんそくの引き金となるものに、かぜ、運動、過呼吸、台風や気温の急変といった気象現象などもあります。

家庭での環境整備に取り組もう

　ぜんそくの子どもは、発作が起きていなくても気管支が過敏な状態にあるため、料理の湯気や線香の煙など「こんなものが原因になるの？」と不思議に思うようなものまで、発作の原因物質となります。

　発作を起こさないためには、ふだんから原因物質を取り除くことが必要です。たとえば、家のダニを減らすために、畳からフローリングに替える、カーペットを取り除く、布団に毎日掃除機をかける、高密度繊維のシーツ・カバーでダニを防ぐなど、少しでもダニを減らすようにしましょう。

　過労や精神的ストレスなどで体調が悪いときもぜんそくが起こりやすくなります。

　ぜんそくは薬物療法だけではなく環境整備が重要となります。たとえば、タバコの例を考えてみましょう。

　患者本人がタバコを吸わなくても、同じ部屋の中でタバコを吸う人がいるだけで、副流煙（タバコの火のついているところから立ち上る煙）により、ぜんそくの発作を起こす人が多くいます。副流煙のほうが実際に吸うときの主流煙よりも、ニコチン、一酸化炭素、ベンゼン、トルエンなどの有害物質を多く含むことが報告されており、ぜんそくにも悪影響を与えます。

　社会的な協力を求めなければならない問題もありますが、まずは個人や家庭でできる環境整備から取り組んでいきましょう。

第1章 「ぜんそく」ってどんな病気?

図3　ぜんそく発作を引き起こす原因物質

アレルギー的要因（アレルゲン）

①吸入性アレルゲン

- ダニ、ゴキブリ
- 動物（犬、猫、ハムスターなど）の毛・フケ・フン・唾液、鳥の羽根
- カビ（冷暖房など空調のカビやホコリ）
- ベッド・枕・クッションのホコリ（ダニ）、カーペット、掃除のときに出るホコリ
- 花粉
- 食物アレルゲン（小麦粉、そば殻、アレルゲンを使った料理の湯気、焼肉の煙、そば屋の排気など）

②アレルゲンとなる食物の摂取

- 卵、乳、小麦、そば、落花生、果物、魚など

非アレルギー的要因

①刺激物質

- 建材やそれに関する材料：ホルムアルデヒド、揮発性有機化合物（トルエン、キシレン、有機リン酸系殺虫剤など）
- タバコの煙、花火や線香の煙、たき火、野焼きの煙
- 大気汚染（ディーゼルエンジンによる排気ガス、工場地帯の煙）
- 暖房機からの排気ガス（二酸化窒素、浮遊粒子状物質、一酸化炭素）
- 防虫剤（ナフタリンなど）、殺菌剤
- 香水、スプレー
- 油性・揮発性マジックインク
- 食品添加物：亜硫酸塩（亜硫酸塩は加工したじゃがいも、えび、乾燥果物、ビール、ワインなどに含まれる）、着色料（タートラジンなど）、防腐剤（パラベンなど）

②その他

- 呼吸器感染症（ウイルスや細菌などによる呼吸器感染症）・運動・不安・過換気（過呼吸）
- 気象の変化（曇天、台風、気温の急変など）
- 薬物：アスピリンなどの非ステロイド性抗炎症薬（アスピリンぜんそく）
- 過労、精神的ストレス

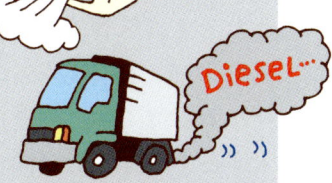
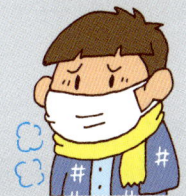

ぜんそくへの理解を深めよう

即時型反応と遅発型反応がある

ぜんそくでは発作を繰り返すたびに気道の過敏性が増して、ますます発作を起こしやすくなっていきます。このため、発作がほとんど起きないようにコントロールすることが治療の基本になります。

布団の上で跳びはねたり、そばや小麦アレルギーの子どもがアレルゲンであるそば粉や小麦粉を吸い込んだり、食べたりしたときに、急に重い発作が起きることがあります。このようなケースでは生命の危険にかかわることがあるので、すぐに医療機関を受診しましょう。

マラソンやグラウンドの土ぼこりの中での運動会の練習などでも発作が起こることがあります。運動後すぐに発作を起こすこと（即時型反応）もありますが、まれに、数時間たってから出てくることもあります（遅発型反応）。発作が起ったときは気管支拡張薬で治療します。運動の前にDSCG（クロモグリク酸ナトリウム、インタール®）やβ2刺激薬を吸入すると、発作の予防に役立ちます。

薬の使い方は34〜59ページを参照してください。

ぜんそく治療は発作を予防する長期管理が必要

子どものぜんそくは2〜3歳までに発症することが多く、ほとんどは小学校に上がるまでに何らかのぜんそくの症状が出ます（図4）。また、昔は「大人になれば良くなる」といわれていましたが、重症な子どもの多くは成人まで持ち越します。最近の報告では、成人までに50〜60％の子どもでは発作が見られなくなります。ということは平均10年はぜんそくをコントロールしながら治療を続けていかなければならないということです。

したがって、ぜんそくの治療において大切なことは、発作が起きないように予防する長期管理を行うことです。ぜんそくの発作がないときにも気道の炎症は続いているので、定期的に受診し、治療を続けることが必要です。

図4　気管支ぜんそくの発症年齢（西日本調査2002年）

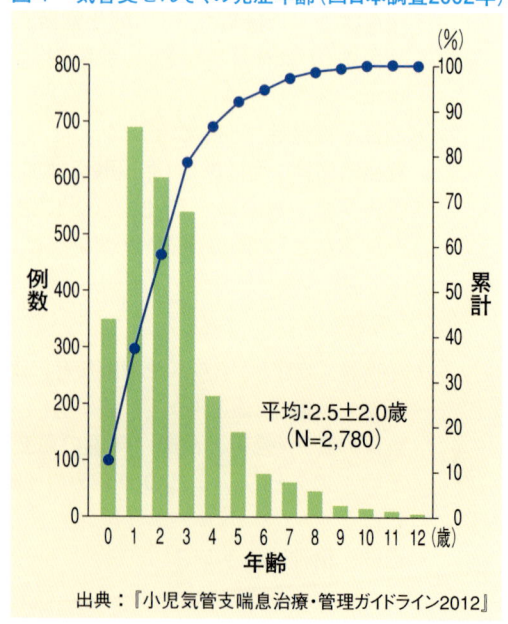

出典：『小児気管支喘息治療・管理ガイドライン2012』

子どものぜんそくでも気道にリモデリングが起こり得る

ぜんそくでは、傷ついた気道の組織がもとに戻ろうとするときに、正常な状態に戻るわけではなく、気道上皮の下にある基底膜が厚くなったり、平滑筋が大きくなったりと、傷を残したまま治っていきます。これを「リモデリング」と呼びます (図5)。

皮膚の傷口が治っていくときにその部分だけ硬くなったり、厚くなったりすることがありますが、それと同じようなことが気道の中で起きているのです。リモデリングは大人だけでなく子どもの気道でも起きているといわれています。

また、傷ついた部分の炎症が続くと、気管支が硬くなり、それにつれて肺の機能も低下していきます。

このような状況が続くと、徐々に、しかし確実に肺(呼吸)機能をはじめ、身体にダメージを与えていきます。そのため、発作を抑えるだけでは治癒が難しく、吸入ステロイド薬のような炎症を抑える薬でふだんからコントロールしていくことが重要なのです。

図5　リモデリングにより気管支で起きていること

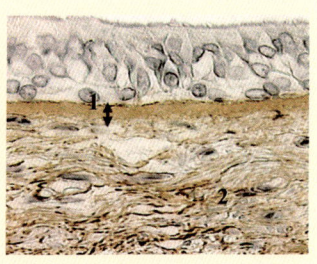

杯細胞の増殖
基底膜の肥厚
結合組織の線維化
平滑筋の肥大

気道のモデルを作って、理解を深めよう

紙コップの底をくり抜いて口側に紙をかぶせ、大小の穴や十文字の切り込みを入れます。紙コップの底から息を吹き込み、穴を開けたところに手をあててみると、穴の大きさや形などで空気の流れが違うことがよくわかります。紙が振動して音も聞こえます。

このように遊びながらぜんそくの気道の状態を教えてみると、理解が深まり、それによって積極的に治そうとする気持ちも出てきます。

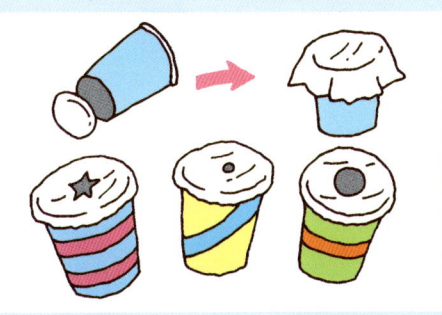
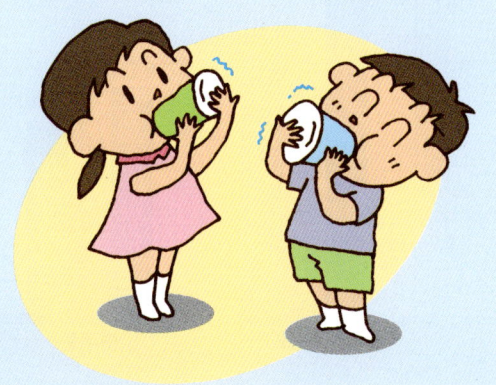

ぜんそくは先進国に多く、男子の有病率が高い

2006年に調査された文部科学省の全国調査で、小学校、中学校、高等学校における児童生徒数に占めるぜんそくの有病率を見ると、男子対女子の比率は、小学校で8.2：5.3、中学校で6.0：4.1、高等学校で4.1：3.1といずれの年齢層においても、男子の有病率のほうが高く、小学校の男子の患者が一番多いことがわかりました(図6)。

また、ISAAC(ぜんそくとアレルギー疾患の国際共同疫学調査)の質問用紙による国際的な有症率調査の結果、ぜんそくは英国、ニュージーランド、オーストラリア、アイルランド、カナダ、米国などの先進国に多い傾向が見られました。日本も、有症率では高いほうのグループに入ります。

ぜんそくの治療目標 日常生活が支障なく送れること

「ぜんそくが治る」とはどのような状態になることでしょうか。日本小児アレルギー学会では表2のように、治療の目標を定義しています。

「ぜんそくがコントロールできている」ということは、スポーツを含めた日常生活が何の支障もなくできるようになることをいいます。薬を使わなくても発作がなく、さらに気道過敏性など、ぜんそくに関する各種の検査結果(28～33ページ参照)がすべて正常に戻れば、「完全に治った」といえますが、残念ながら、なかなかそうはいきません。

小児ぜんそくの場合は、「完全に治った」という状態にまでは至らず、春秋の発作の出やすい時期や台風のシーズンには、発作が起こる人もいます。

図6　児童生徒のぜんそくの有病率(中等教育学校生を除く)

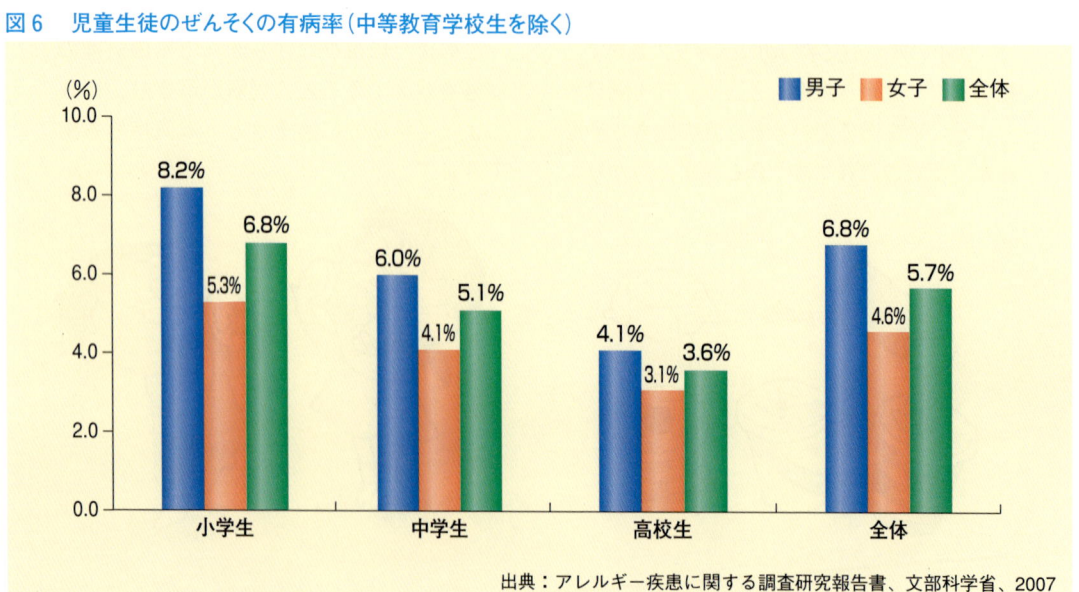

出典：アレルギー疾患に関する調査研究報告書、文部科学省、2007

表2　小児気管支ぜんそくの治療目標

最終的には寛解・治癒を目指すが、日常の治療の目標は、
症状のコントロール
・β2刺激薬の頓用が減少、または必要がない。
・昼夜を通じて症状がない。
呼吸機能の正常化
・ピークフロー（PEF）やスパイログラムがほぼ正常で安定している。
・気道過敏性が改善し、運動や冷気などによる症状誘発がない。
QOLの改善
・スポーツも含め日常生活を普通に行うことができる。
・治療に伴う副作用が見られない。

出典：『小児気管支喘息治療・管理ガイドライン2012』

　小学校高学年になるころに治まりかけていた発作が、運動会やさまざまの行事で無理をしたり、中学受験や高校受験で心身に負担がかかったりしたときなどに、ぶり返してくることもあります。

　また、「治った」という安心感から気を許してしまい、ペットを部屋で飼い始めたり、成人してタバコを吸い始めたりすることが引き金となって再び発作を起こしてしまうことも多く見られます。

発作は「attack（アタック）」と呼ぶ

　日本語ではぜんそくで咳や喘鳴、呼吸困難などの激しい症状が起こることを「発作」と表現し、体から出てくる症状という意味を表していますが、英語圏では「attack（アタック）」と呼び、そういう状態が自分の体に攻撃をかけてくると捉えています。同じ症状でも言語や文化によって捉え方、受け止め方が異なります。攻撃は受け続けると、小さな攻撃でも、いつかはこちらの体力を弱めます。ぜんそく発作を仕掛けてくるものには、それを取り除いていくことが一番ということでしょう。

ぜんそくで年間2,000人以上が亡くなっている

全年齢におけるぜんそくの死亡者数は2000年で4,427人、2006年で2,778人、2011年で2,057人と減少しているものの、今でも年間2,000人以上の人がぜんそくによって死亡しているという現実があります。その多くは65歳以上の高齢者です。厚生労働省は「喘息死ゼロ作戦」を展開していますが、残念ながら、ぜんそく死ゼロにはまだまだ遠い状況です。

日本小児アレルギー学会・喘息死委員会の報告によると、ぜんそく死の多くは、思いもよらず急に悪化してしまったり、発作を起こしたときに医療機関を受診するのが遅れたりしたことが原因とされています。

また、発作の重さの判断を間違えて軽く考えてしまったり、吸入β2刺激薬ハンドネブライザーやネブライザーに頼りすぎて、医療機関を受診するのが遅れたというケースも多くあります。

図7を見ると、小児～青年期の死亡数は下がってきていますが、思春期～青年期の時期は体力がついてくるため、ぜんそくが治ったと思い込んで治療や管理を軽視しがちです。

そのために、重篤なぜんそく発作が現れやすいという傾向があります。とくに男子は、心理的にも母親離れの時期でもあり、依存と反発、他人に弱いところを見せたくないという見栄など、肉体的変化とともに精神的不安定さもぜんそくに

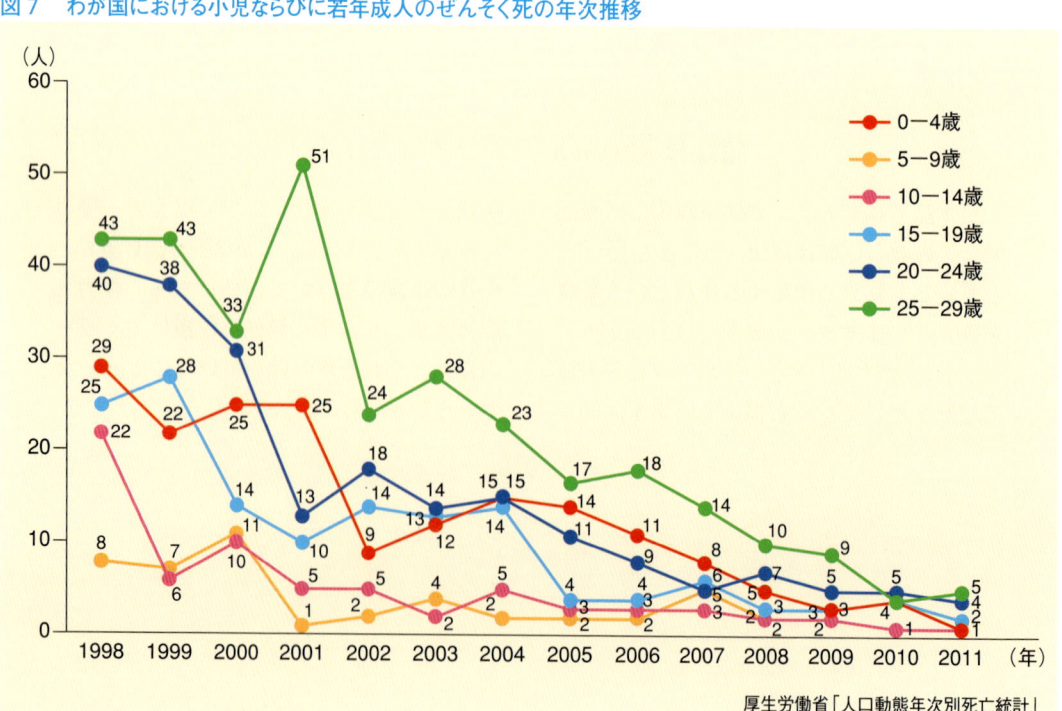

図7　わが国における小児ならびに若年成人のぜんそく死の年次推移

厚生労働省「人口動態年次別死亡統計」

悪影響を与えています。

女子の月経時の発作の悪化については、93ページを参照してください。

β₂刺激薬のpMDI（加圧噴霧式定量吸入器）への過度の依存と過信も思春期に多く見られ、このくらいだと大丈夫だと勝手に思い込むことが悪い結果につながるということを患者自身も、家族も、学校関係者も改めて認識する必要があります。

ぜんそく死から子どもを守るために

ぜんそく死から子どもを守るためには、アレルゲンを取り除き、ぜんそく日誌やピークフロー記録を毎日つけて、子どもに合う治療を医師と相談することです（ぜんそく日誌とピークフローメーターについては78〜83ページ参照）。

さらに、発作が起きたときの対処法を、医師に聞いておくと安心でしょう。それを家族全員が知っておくことも大切です。

重い発作のめやすは、下記の症状が挙げられます。

- 苦しくて話ができない。
- ピークフローを吹けない。
- 横になっていられず起き上がってしまう。
- 尿や便をもらしてしまう。
- 意識がもうろうとしてくる。
- 汗をかいているのに手足が冷たい。

発作が重くなって話すのもやっとのときは、歩くと急に悪くなることがあります。このようなときには周りの人に助けを求め、場合によっては救急車を呼んでもらいましょう。

ぜんそく発作が繰り返されるようになると、「これくらいなら大丈夫」と保護者も本人も自己判断が甘くなりがちで、状況を見誤ってしまう傾向が強くなります。軽いぜんそくと診断されている子どもでも、次に起こる発作が軽いとはかぎらず、急激に重症の発作が起こることもあります。医療機関を受診したり、救急車を呼ぶタイミングが遅れたりすることのないように、子どもの発作の強度を冷静に、正確に、そして細かく観察しましょう（106〜107ページ参照）。

ほかのアレルギー疾患と合併することも
―アレルギーマーチ―

　アレルギー体質があると、最初に食物アレルギーやアトピー性皮膚炎を発症し、年齢とともにぜんそく、アレルギー性鼻炎、アレルギー性結膜炎などの症状が次々に出てくることがあります。これを「アレルギーマーチ」といいます（図7）。

　最初は食物のような特定のアレルゲン（アレルギーを起こす原因物質）に反応して症状が出ていますが、やがてそれ以外の吸入性のアレルゲン（ダニやホコリ、ペットの毛、花粉など）にも反応するようになるために「アレルギーマーチ」が起こります。

図7　アレルギーマーチ

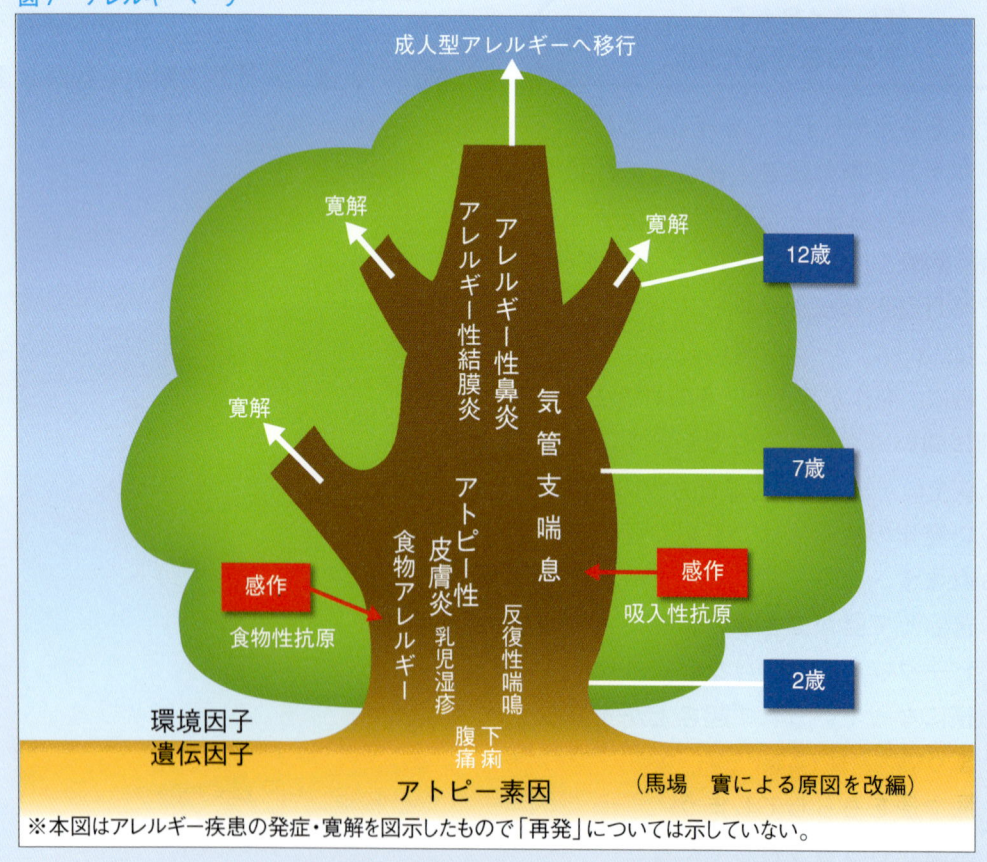

（馬場　實による原図を改編）

※本図はアレルギー疾患の発症・寛解を図示したもので「再発」については示していない。

第1章 「ぜんそく」ってどんな病気？

ぜんそく発作のときの小さな変化もわかるようになるために

●診察時にお医者さんと一緒に呼吸の音を聞いてみましょう

　診察時に、聴診器でお医者さんと一緒に呼吸の音を聞いてみましょう。正常時の呼吸の音とぜんそく発作時のヒューヒュー、ゼーゼー音とを区別できるようになります。

●家庭でも呼吸音を聞いてみましょう

　聴診器も比較的安価で市販されています。

　また、聴診器を使わなくても、子どもの肩甲骨の少し下、背中の中心より左右にずれた位置に耳をあてるとよく聞こえます。背中だけでなく、胸でも聞こえます。保護者に利き耳がある場合は、利き耳で聞くとよりはっきりとします。子どもの喘鳴のくせ――どのあたりでよく音が出ているか、脇の下あたりからも音が聞こえるか――などがわかります。

　このときに気をつけることは、保護者が、心配そうな不安げな顔で耳をつけないことです。「だいじょうぶ、だいじょうぶ」と、ご自身も落ち着かせるように声をかけながら、スマイル、スマイルです。

　ふだんから、抱っこするときに手を背中にあてたり、大きくなってからでも、「お帰り」を言うときに背中に手を回したりしていれば、発作のときの小さな変化もわかるようになります。

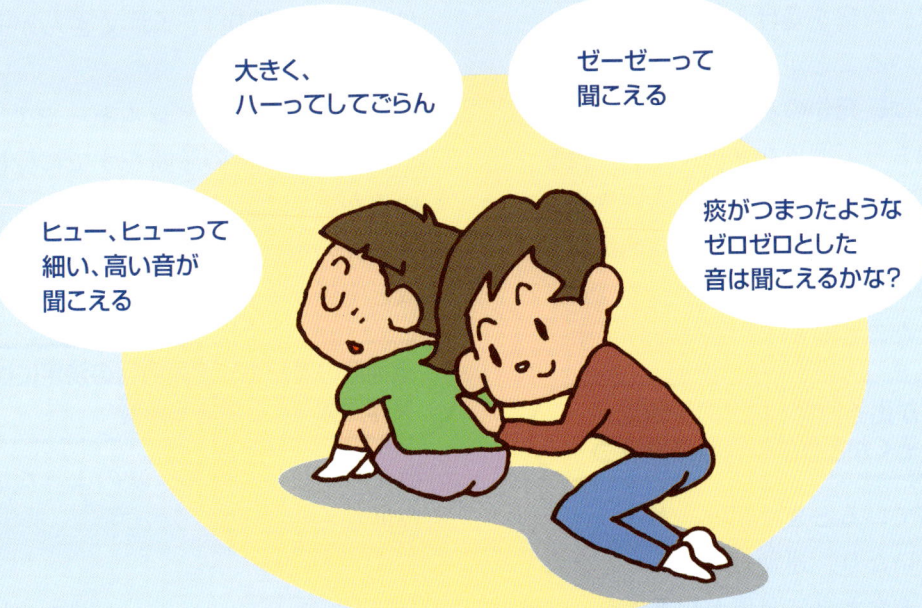

大きく、ハーってしてごらん

ゼーゼーって聞こえる

ヒュー、ヒューって細い、高い音が聞こえる

痰がつまったようなゼロゼロとした音は聞こえるかな？

※いっぱい、水分はとらせていますか？
※ゲホゲホやって、吐いたら、その分、楽になることもあります。
※ふだんから「大きな古時計」などを歌って腹式呼吸で息を吐く練習をしておきましょう。

第2章 病院に行くとき、準備することは？

発作回数、家族のアレルギー歴などメモを作って持っていこう

医師は「ゼーゼー、ヒューヒュー」という喘鳴(ぜんめい)などの症状が、ぜんそくの症状かどうかを診断し、ぜんそくであれば重症度を判断して治療を始めます。診断から治療までの流れをスムーズにするために、診察の際には自分の症状や家族のアレルギー歴などをまとめたメモを持参しましょう。また、診断や治療効果を確認するうえで必要な検査についても知っておきたいものです。

診察で聞かれること、患者が伝えること

明け方に発作が起きて医療機関を受診したのに、診察を受けるころには症状が治まっていることがあります。そのような場合には、発作のときの症状などについて、前もって簡単なメモを作って持参すると、症状が出ていなくても、きちんと説明ができるので、診断から治療までの流れがスムーズに進みます。診察では、次のようなことがポイントになります。

症状が出る時間・状況の情報はぜんそくかどうかの判断に役立つ

①夜、寝ているときや朝方、あるいは、はしゃいだり、運動したりしたときなど、どんなときに発作が起きるか。
②そのときに、どのような症状（咳が出るか、息苦しそうか、ゼーゼー、ヒューヒューする音が息を吐くときに聞こえるかなど）が現れるか。
③家族のアレルギー歴は？（たとえば「お母さんが花粉症」、「お父さんがぜんそく」だったなど）。
④子ども本人が食物アレルギーやアトピー性皮膚炎などの診断をすでに受けているか。
⑤乳幼児の場合は食事やミルクなどの摂取と関係があるか。

重症度の見極めや治療内容の決定には発作回数なども情報も必要

前記の項目に加えて、次のような情報も提供しましょう。

①ゼーゼー、ヒューヒューなどの症状が生後何か月ごろ、または何歳からあったか。
②発症からのおおよその発作回数、頻度が少なければ最近1年間（どの季節、

第2章 病院に行くとき、準備することは？

■診察メモを作ってみよう！

名前　　　　　　　　　　　　　　（男・女　　歳　か月）

□いつごろから発作が始まりましたか
　　　　　　　　　　　　歳　　か月ごろ

□どんなときに発作が起こりますか（該当するものに○）
・夜寝ているとき　・朝方　・はしゃいだり運動したりしたとき
・その他（　　　　　　　　　　　　　　　　　　　）

□発作のとき、どのような症状が起こりますか（該当するものに○）
・咳が出る　・息苦しい　・ヒューヒュー、ゼーゼーと音がする
・その他（　　　　　　　　　　　　　　　　　　　）

□発作のとき、呼吸の状態はどのようになりますか

□発作はどのくらいの頻度で起こりますか（該当するものに○）
・毎日持続　・週1回以上、毎日ではない
・月1回以上、週1回未満　・その他（　　　　　　　）

□両親・兄弟姉妹・祖父母にぜんそくやアレルギーの人はいますか
・はい（誰が　　　　どんなアレルギー　　　）
・いいえ

□食物アレルギーやアトピー性皮膚炎などの診断を受けていますか
・はい（　　　　　　　　　　　）・いいえ

□室内でタバコを吸う家族はいますか
・はい　・いいえ

□ペット（犬、猫、ハムスター、小鳥など）を飼っていますか
・はい　・いいえ

※空欄に必要事項を書き込み、診察の際に持参しましょう。

または何月ごろ）、多ければ最近1、2か月の発作回数、発作による夜間救急受診の回数、入院の回数など。

③ゼーゼー、ヒューヒューするときの強さは、どのくらいか（たとえば、子どもから20cm離れて聞こえる、あるいは1m離れても聞こえるなど）。

④発作時の呼吸の状態はどうか（たとえば、息がいつもより速い、上半身全体を使って息をしていたなど）。

⑤どのような薬を使っているか。

⑥どのような環境で暮らしているのか（ソファやカーペット、ぬいぐるみがある、ペットを飼っている、家族にタバコを吸う人がいるなど）。

自分で重症度を判定できる「ぜんそくコントロールテスト」

小児ぜんそくの治療や日常の生活管理は、正しい重症度判定にしたがって行われることが大切です。

重症度の判定は、医療機関での診断にもとづいて受けることが基本ですが、自分でも簡単にぜんそくの状態を判定することができる「ぜんそくコントロールテスト」と「小児ぜんそく重症度判定表」が開発されています（26～27ページ参照）。

このような自己診断テストは、医療機関を受診している場合でも、自分でぜんそくの状態や治療の効果を確認したり、あるいは「薬を指示通りに使うことを怠っていた」など、治療に取り組む姿勢の再確認にも役立てたりすることができますから、積極的に活用しましょう。

また、学校の健康診断などで活用することによって、ぜんそくの可能性がある児童・生徒を見つけることができるなど、学校と医療機関が連携し、患者の早期発見・早期治療につなげるツールになることも期待されています。

やってみよう！ぜんそくコントロールテスト

調査日　　年　　月　　日
回答した人　（本人、保護者）
患者さんの年齢（　　　歳）

最近1か月間のぜんそく症状と生活の障害について、1〜5の質問にお答えください。
それぞれの質問に対する回数、程度にあてはまるところにチェックしてください。

1. この1か月間に、ゼーゼー、ヒューヒューした日はどのくらいありましたか。

| まったくなし(3) | 月1回以上、週1回未満(2) | 週1回以上、毎日ではない(1) | 毎日持続(0) |

2. この1か月間に、呼吸困難（息苦しい）のある発作はどのくらいありましたか。

| まったくなし(3) | ときに出現、持続しない(2) | たびたびあり、持続する(1) | ほぼ毎日持続(0) |

3. この1か月間に、ぜんそく症状で夜中に目を覚ましたことがどのくらいありましたか。

| まったくない(3) | ときにあるが週1回未満(2) | 週1回以上、毎日ではない(1) | 毎日ある(0) |

4. 運動したり、はしゃいだときに咳が出たりゼーゼーして、困ることがありますか。

| まったくない(3) | 軽くあるが困らない(2) | たびたびあり困る(1) | いつもあり困っている(0) |

5. この1か月間に、発作止めの吸入薬や飲み薬、はり薬をどのくらい使いましたか。

| まったくない(3) | 週間に1回以下(2) | 週間に数回、毎日ではない(1) | 毎日使用(0) |

6. 現在使用しているぜんそくの長期管理薬（予防薬）の名前を教えてください（使用している薬に○をつけてください）。吸入ステロイド薬を使用している場合には、1日の吸入回数がわかれば教えてください。

吸入ステロイド薬　①フルタイドディスカス($50\mu g$)、($100\mu g$)、($200\mu g$)　［1日吸入回数：　回］
　　　　　　　　　②フルタイドロタディスク($50\mu g$)、($100\mu g$)、($200\mu g$)　［1日吸入回数：　回］
　　　　　　　　　③フルタイドエアゾール($50\mu g$)、($100\mu g$)　［1日吸入回数：　回］
　　　　　　　　　④キュバール($50\mu g$)、($100\mu g$)　［1日吸入回数：　回］
　　　　　　　　　⑤オルベスコ($50\mu g$)、($100\mu g$)、($200\mu g$)　［1日吸入回数：　回］
　　　　　　　　　⑥パルミコート吸入液(0.25mg)、(0.5mg)　［1日吸入回数：　回］
　　　　　　　　　⑦アドエアディスカス($100\mu g$)　［1日吸入回数：　回］
　　　　　　　　　⑧アドエアエアゾール($50\mu g$)　［1日吸入回数：　回］

ロイコトリエン受容体拮抗薬　①オノン　②シングレア　③キプレス
長時間作用性β_2刺激薬　　①セレベントディスカス　②セレベントロタディスク
テオフィリン徐放製剤　　　　①テオドール　②スロービッド　③テオロング　④ユニフィル
インタール吸入　　　　　　　①吸入液　②インタールカプセル（イーヘラー）　③エアロゾル

第2章 病院に行くとき、準備することは？

●長期管理薬（治療ステップ）を考慮した重症度判定表

1. 長期管理薬を用いていない場合の重症度判定
設問1、2、3に対する回答から判断する。

設問項目	頻度・程度	重症度
1か月間の喘鳴の頻度	まったくなし	間欠型以下
	月1回以上、週1回未満	軽症持続型
	週1回以上、毎日ではない	中等症持続型
	毎日持続	重症持続型
1か月間の呼吸困難発作の回数	まったくなし	間欠型以下
	ときに出現、持続しない	軽症持続型
	たびたびあり、持続する	中等症持続型
	ほぼ毎日持続	重症持続型
1か月間の夜間覚醒の頻度	まったくなし	間欠型以下
	月1回以上、週1回未満	軽症持続型
	週1回以上、毎日ではない	中等症持続型
	毎日持続	重症持続型

2. すでに長期管理薬が投与されている人の場合
設問1、2、3に対する回答から判断した重症度と、現在治療中のステップとの交点に該当するのが、長期管理薬を考慮した重症度である。

現在の治療薬 / 1か月の症状	治療薬なし	step1 ICSなし 他抗炎症薬あり	step2 100μg	step3 100〜200μg	step4 200〜400μg
症状なし	寛解〜間欠型	間欠〜軽症持続	軽症持続型	中等症持続型	重症持続型
軽症持続型相当	軽症持続型	軽症持続型	中等症持続型	重症持続型	重症持続型
中等症持続型相当	中等症持続型	中等症持続型	重症持続型	重症持続型	最重症
重症持続型相当	重症持続型	重症持続型	重症持続型	重症持続型	最重症

吸入ステロイド薬（ICS）の使用状況

●小児ぜんそく重症度・コントロール状態テスト判定表

1か月間にゼーゼーした日の頻度

程度	点	重症度
まったくなし	3	間欠以下
1回/月以上、1回/週未満	2	軽症
1回/週以上、毎日ではない	1	中等症
毎日持続	0	重症

1か月間に息苦しい発作があった頻度・程度

頻度・程度	点	重症度
まったくなし	3	間欠以下
時にあるが、持続しない	2	軽症
たびたびあり持続する	1	中等症
ほぼ毎日持続	0	重症

1か月間の運動による障害の頻度・程度

頻度・程度	点	重症度
まったくなし	3	間欠以下
軽くあるがこまらない	2	軽症
たびたびありこまる	1	中等症
いつもありこまる	0	重症

1か月間のぜんそく症状による睡眠障害の頻度

頻度	点	重症度
まったくない	3	間欠以下
時にあるが1回/週未満	2	軽症
≧1回/週、＜1回/日	1	中等症
毎日ある	0	重症

1か月間の発作止め薬使用の頻度*

頻度	点	重症度
まったくなし	3	間欠以下
あるが、1回/週以下	2	軽症
数回/週、毎日ではない	1	中等症
毎日使用	0	重症

*：β_2刺激薬　吸入・内服・貼付

各項目の合計点を出してみましょう

判定
- 😊 15点 ……… 完全コントロール
- 🙂 14〜12点 …… 良好なコントロール
- 😖 11点以下 …… コントロール不良

軽いぜんそく症状の頻度、呼吸困難発作の頻度、生活障害（運動・睡眠）の頻度・程度により重症度を判定する。すでに長期管理薬使用の場合は、治療ステップを考慮して判定する。

診断や治療効果を確認するための検査とは？

　ぜんそくを診断したり、治療の効果を確認するアレルギーの検査には、IgE抗体を調べる検査、皮膚テスト、肺（呼吸）機能検査、気道過敏性検査などがあります。これらの検査は、すべて医療機関において行われるものです。

原因となるアレルゲンを調べるIgE抗体検査（血液検査）

　アレルギー分野の検査としては、よく知られているものです。IgE抗体検査は、どのようなアレルゲンについて抗体（体内に侵入してきた物質に対して免疫細胞がつくるたんぱく物質）をもっているかを調べる血液検査で、結果は下のような伝票で示されます(図1)。

　伝票の一番上の欄に記載されている「総IgE」値は、いわばアレルギー体質の強さを推定する数値です。

　この検査では卵、牛乳、大豆、小麦、カビ、ヤケヒョウヒダニなど100項目くらいのアレルゲンを調べることができま

図1　IgE抗体検査の伝票表

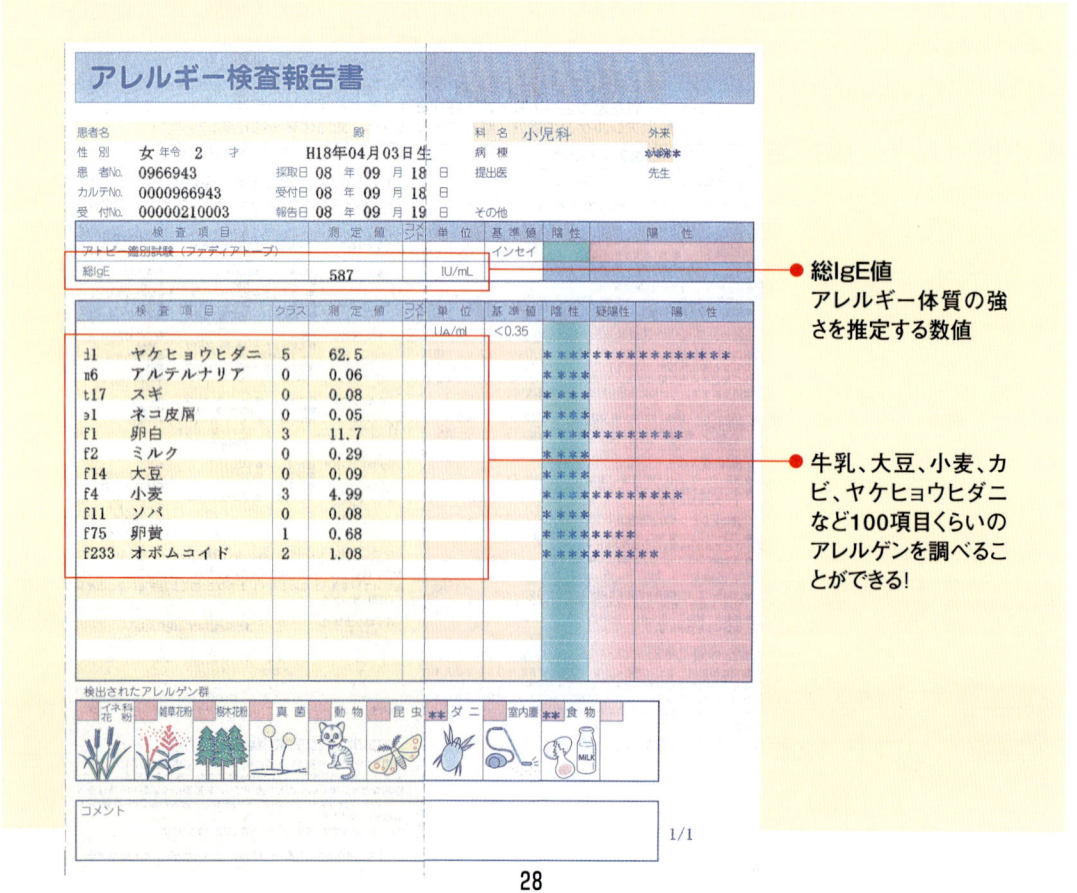

● 総IgE値
アレルギー体質の強さを推定する数値

● 牛乳、大豆、小麦、カビ、ヤケヒョウヒダニなど100項目くらいのアレルゲンを調べることができる！

図2　IgE抗体検査の測定値とクラスの関係

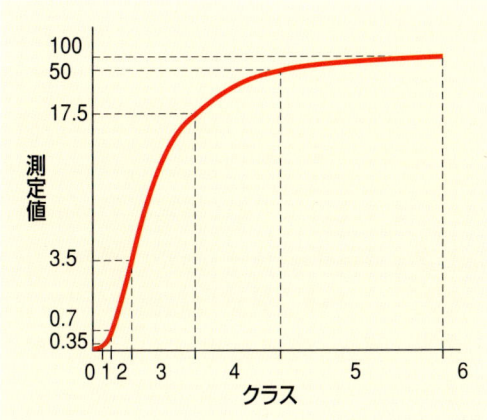

すが、実際に検査を行うときは、問診などをもとにおおよその予測を行い、検査するアレルゲンを絞り込みます。日本では、ダニやホコリ、スギ花粉を中心に検査することが多いようです。

また、アレルギーを起こしやすいアレルゲンについては、その人の個別の値である「ラスト（RAST）」値で判定します。ラスト値はIgEの測定値などから導き出されます（図2）。IgE抗体検査では「0」～「100」あるいはそれ以上の測定値で示されますが、それとともにわかりやすいように「0」～「6」のクラスでも示されます。このクラスが高いほど、そのアレルゲンは、アレルギーの原因である可能性が高くなります。

ただし、「クラスが高いからといって症状も重い」とは一概にいえず、ラスト値はあくまでアレルギーの強さの目安に過ぎません。つまり、ぜんそくなどのアレルギー疾患を血液検査の結果だけで診断することはできません。病状を正しく診断し、的確な治療を受けるためには、次に説明する好酸球検査や肺（呼吸）機能検査なども必要になってきます。

痰や鼻水に含まれる好酸球を調べる検査で炎症状態を確認

子どものぜんそくは、過敏になっている気管支がアレルゲンなどで刺激されることによって、さらに過敏になり、慢性的な炎症状態になることで起こります。この炎症状態は、痰や鼻水の中に含まれる白血球の一種である好酸球を調べることでわかります。痰や鼻水の原因が気管支炎や肺炎など他の病気の場合は、好酸球以外の白血球や細菌が増えるので、ぜんそくと区別できます。

抗体反応をみる皮膚テストでアレルゲンと反応型がわかる

皮膚テストは、IgE抗体検査と同様に特定のアレルゲンに対してアレルギーが起こりやすいかどうかを確認する検査です。

この検査では、皮膚にダニやホコリなどのアレルゲンの溶液を一滴たらし、針で少しだけ皮膚を傷つけます。傷つけることによって、皮膚のバリアを壊し、そこからアレルゲンを染み込ませて、マスト細胞と反応して即時型のアレルギー反応が起こるかどうかを観察します。

血管が拡張し、皮膚が腫れてくるようであれば、そのアレルゲンの抗体が体内に作られていると判断されます。また、どのくらいの速度で現れてくるかによって、その敏感さ（即時型なのか遅発型なのか）も調べることができます。

気管支の状態の確認に欠かせない肺（呼吸）機能検査

たとえば、高血圧症の患者が定期的に血圧を測るように、ぜんそくの患者が気管支や細気管支の状態を知るのに欠かせないのが肺（呼吸）機能検査です。

この検査は図3に示したような検査装置を使い、主に「1秒量」、つまり思い切り空気を吸い込んだ状態から一気に吐き、最初の1秒間でどれだけ吐き切れるかを調べます。

ぜんそくの発作が起きて気管支が狭くなっている状態では、空気を吸うことはできても、吐き切るのに時間がかかります。通常は、子どもでは「1秒量」が努力性肺活量の80％、大人では70％を超えれば「正常」と判定されます。また、

この検査では「1秒量」以外に、空気を吐いたときのスピードの変化などもわかります。この変化を表したグラフをフローボリューム曲線と呼び、グラフのカーブが下にへこんだ形になっていると、「ぜんそくがある」ことや「ぜんそくが重い」ことなどが疑われます（図4、図5）。

ただ、この検査装置は高価なので、自宅で肺（呼吸）機能を測定することはできません。そこで、家庭では「ピークフローメーター」（80ページ参照）を使います。この器具では、思い切り空気を吐くときの最も速いスピードを測定することができます。その値（ピークフロー値）は肺（呼吸）機能検査の「1秒量」にほぼ相関します。

ちなみに毎日朝晩、ピークフロー値を測定することは自己管理にも役立ちま

図3　検査装置を使って行う肺（呼吸）機能検査

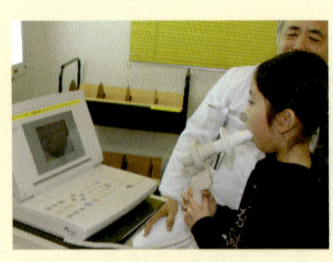

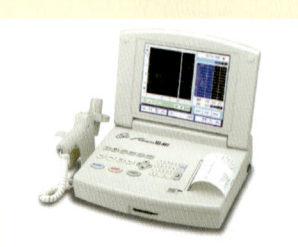

電子スパイロメータ
写真提供：チェスト（株）

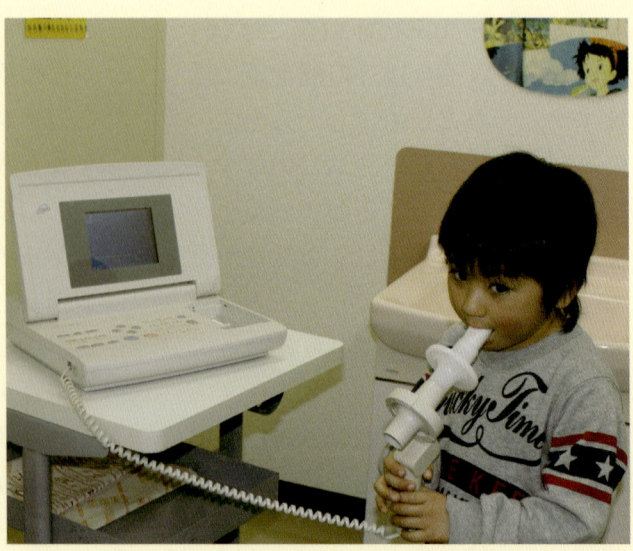

写真協力：国立病院機構福岡病院

第2章 病院に行くとき、準備することは？

図4 フローボリューム曲線

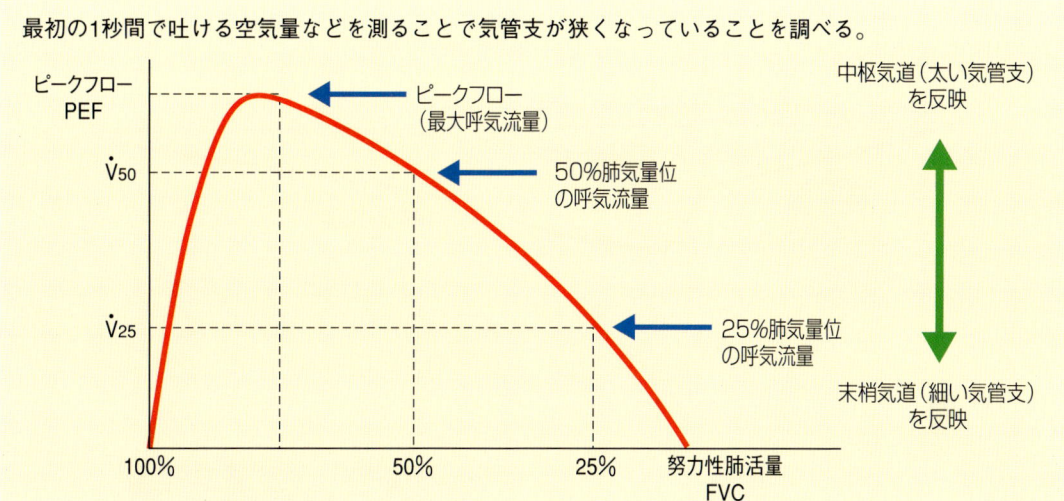

図5 ぜんそく患者のフローボリューム曲線

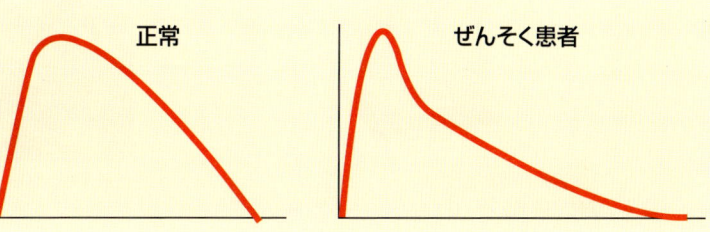

左の正常なグラフが右のグラフようように下にへこんだ形になると、気管支が狭くなっていることを表し、ぜんそくが疑われる。

す（81ページ参照）。たとえば、朝のピークフロー値がいつもより低いときには、薬の量を増やして保育園や学校に行くなどの対処が可能です（もちろん、事前に医師の指導を受けておくことが大切です）。また、「ぜんそく日誌」（82ページ参照）にピークフロー値を記録することにより、自分のぜんそくの状態を把握でき、これも正しい自己管理につながります。

気管支を刺激して調べる気道過敏性検査

気管支の過敏性は、発作と並びぜんそくの代表的な病態の一つです。この病態を調べる方法としては、肺（呼吸）機能検査がありますが、発作がないときは、正常であると判定されることがあります。そのため、気管支を刺激して過敏性があるかどうかを調べる「気道過敏性検査」が必要な場合もあります。

気管支を刺激する方法には2種類あり、一つは運動負荷試験（図6）、もう一つは薬を吸う薬物吸入負荷試験です（図7）。

運動負荷試験は、ただ走るだけという簡単なもので、走る前に肺（呼吸）機能検査を行い、6分間走った後にもう一度、調べます。肺（呼吸）機能検査の「1秒量」

図6　運動負荷試験における呼吸機能の変化

運動前後の「1秒量」の呼吸機能の変化から気道の過敏性を判定する。健康な人は運動前後でほとんど呼吸機能に変化はないが、ぜんそくがある場合は呼吸機能の低下が見られる。

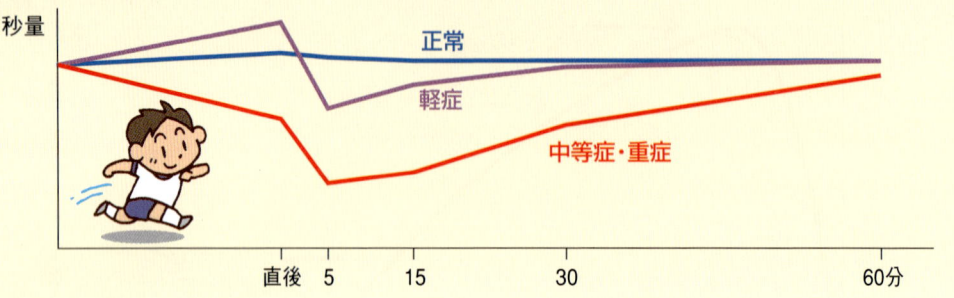

図7　気管支を薬物で刺激して行う気道過敏性の検査

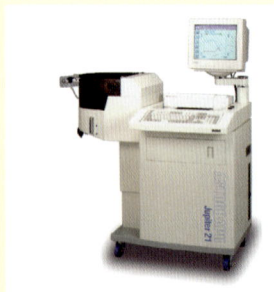

気道過敏性測定装置
写真提供：チェスト（株）

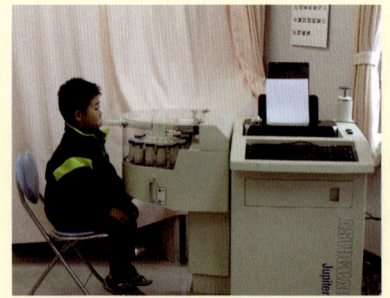

気道過敏性試験

写真協力：国立病院機構福岡病院

が走った前後で15％以上落ちるようなら「気道過敏性がある」と判定されます。

一方、薬物吸入負荷試験は、気管支を刺激する薬の濃度を変えて順番に吸入し、気管支の過敏性を測る検査で、室内で安静にしたまま行うことができます。

ふだんは調子がよくても、薬を吸入して気管支を刺激することで軽い発作が起こるようであれば「気道過敏性がある」と判断されます。このような場合は、かぜをひいたときなどに発作を起こす可能性があります。

診療ガイドラインに沿った検査・治療をリクエストしよう！

肺（呼吸）機能検査を行わず、血液検査だけでぜんそくを判断したり、ぜんそく日誌を記録することを指導しない、あるいは、ぜんそくの治療薬である長期管理薬と発作治療薬の違いをきちんと説明しなかったり、処方しない医師は標準的なぜんそくの治療をよく知らない可能性があります。そのようなときは遠慮せずに「診療ガイドラインに沿った検査や治療をお願いします」とリクエストしましょう。

第2章 病院に行くとき、準備することは？

■診察から治療開始までの流れ

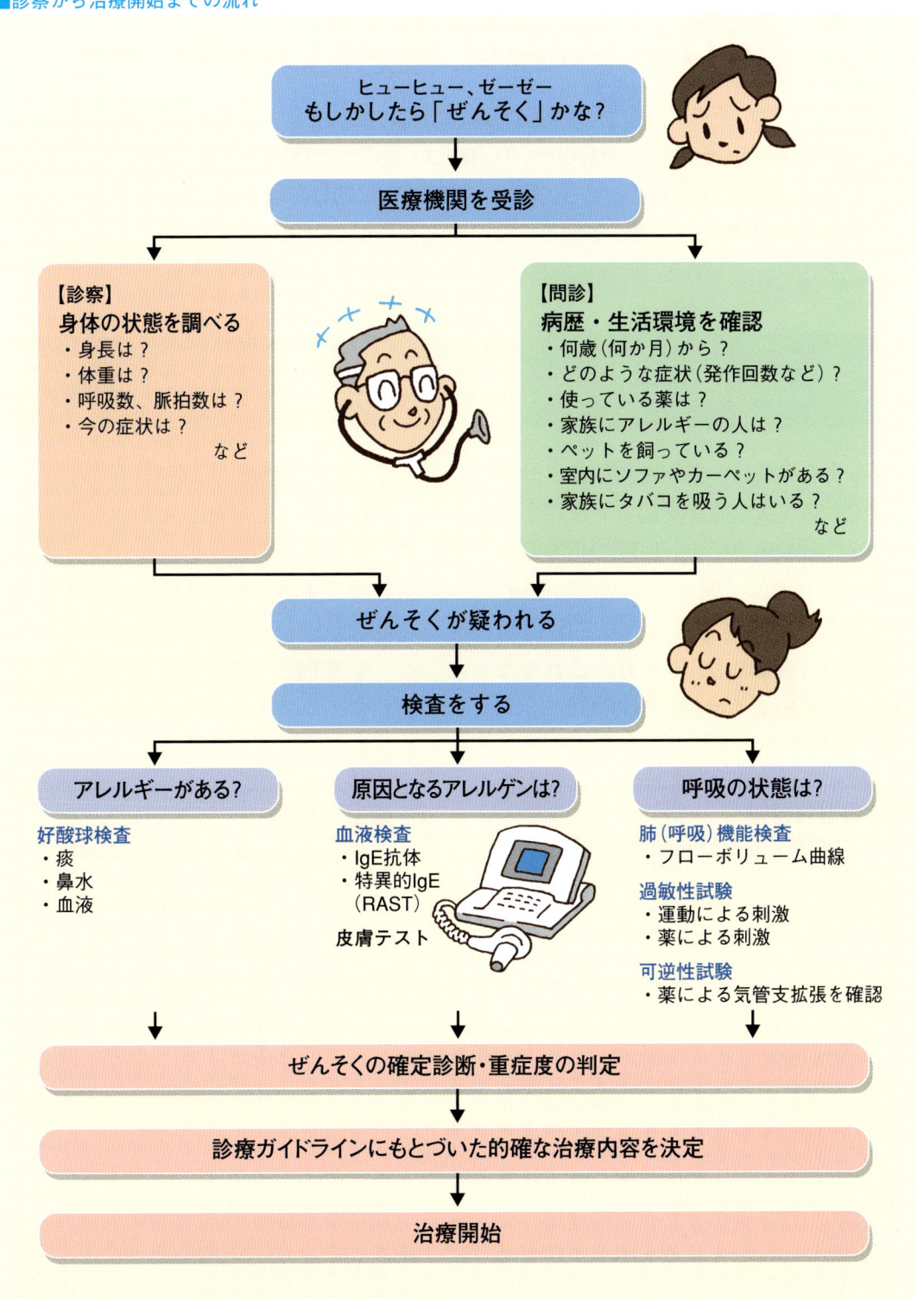

第3章 治療の基本
治療の全体像を理解しよう

初めてぜんそくだと診断されたときの治療は、症状を抑えることから始まったと思います。そのため、ぜんそくの治療は「起こった症状を鎮静化させることだ」と誤解しがちです。でも、実はそれだけではありません。ぜんそく治療の全体像を理解して、発作を起こさない方法を身につけましょう。

治療は「3本の柱」によって支えられている

　ぜんそく治療は、発作を鎮静化させるだけでなく、次に発作を起こさないようにすることも重要です。医師の指導のもとで定期的な服薬や吸入を行う「薬物療法」のほかに、患者や家族が協力して行う「環境整備」や「運動療法」があり、これらはいわば、ぜんそく治療に不可欠な"3本の柱"（図1）といってよいでしょう。

●環境整備
生活環境から原因を減らす

　ぜんそくの多くはアレルギー体質の人に起こります。ですから「ぜんそく発作を起こさない」というテーマは「アレルギー反応を起こさない」というテーマと重なっています。
　アレルギー反応の原因（アレルゲン）となるものは、人によってさまざまです。アレルゲンとして一般的に知られているものは、ハウスダスト、ダニ、カビ、動物の毛などの「吸入抗原」と呼ばれるものと、卵、乳、小麦、そばなどの「食物抗原」と呼ばれるものがあります。
　また、煙、室内外の温度差、かぜをひくことなど、アレルゲン以外にも症状を引き起こす誘因となるものがあり、これらは刺激因子と呼ばれています（14〜15ページ参照）。これらの「症状を起こす引き金となるものをできるだけ避ける」ことを環境整備といいます。

●運動療法
積極的に心身の活動性を高める

　ぜんそくは自律神経の働きや心理状態、心肺機能や運動とも深いかかわりがあります。ぜんそく発作を起こすことがあっても、症状が落ち着いているときに体調に合わせた運動を行い、基礎的な体力を身につけることで、発作を重症化させない、発作が起こりにくい体を作ることができます。
　運動は、朝早く起きて散歩したり、深呼吸を取り入れた体操をしたり、水泳などぜんそくの人に適しているといわれる

ものを実践してもよいと思います。

また、運動によって汗をかいたり、鼻から空気を吸い込む癖がついたり、深い呼吸ができるようになることで、心肺機能が高まったり、自律神経が刺激されるなど、よい変化も起こってきます。

「ぜんそく発作を起こしたときの様子を思い出すと、走ったりじゃれあったりすることがとても怖くなった」、「寝る前に笑い転げただけで発作を起こしたこともあるから、運動なんてとてもできないような気がする」など、保護者の不安は尽きませんが、患者本人に合った活動量を見極めながら、少しずつ活動の幅を広げ、積極的な運動ができるようになることをめざしましょう。

●薬物療法 薬を使った体調管理を目標に

ぜんそくの薬に対するイメージは、「気道の過敏な反応」や「発作」を「抑えてくれるもの」という漠然とした捉え方をしているのではないかと思います。けれど、ぜんそく治療に使われる薬は、症状を鎮める薬（発作止め薬：リリーバー）だけではありません。症状を起こさないように体調を整える薬（長期管理薬：コントローラー）も重要な役割を担っています。そして医師は、患者の年齢や症状、環境整備や運動療法の様子など、いくつかの点を総合的に判断して内服薬や吸入薬などを処方しています。

患者さんも発作が起きてすぐの時期や、気道の過敏な状態が誘発される時期は意

図1　ぜんそく治療は3本の柱で支えられている

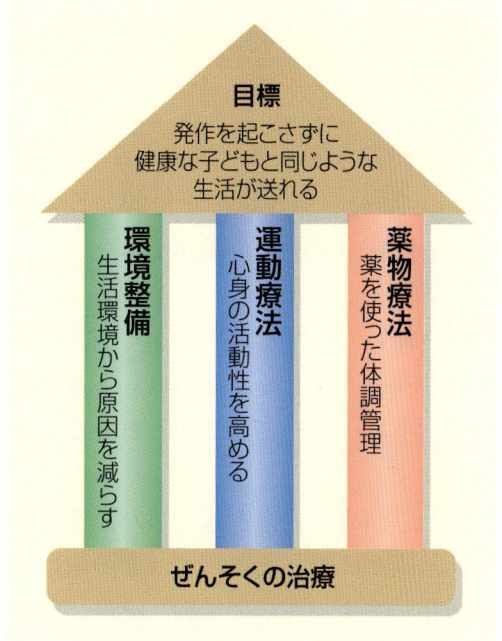

識して薬を飲んだり吸入したりしますが、症状が落ち着いてきたり、元気に動き回れるようになると、薬を飲まなくなったり、定期吸入を忘れてしまう人をときどき見かけます。

しかし、実際は症状が落ち着き、長期にわたって発作を起こさなくなってからも、季節の変化や寒暖の差、気圧の変動などで、ぜんそくの発作には至らないまでも気道が過敏になる状態を起こすことはよくあります。気道が過敏な状態を繰り返したり、続いたりすると、いくら環境整備や運動療法を行っても、発作は起きやすくなってしまいます。

敏感な気管支にならないためにも、四季の変化を見通した薬物療法による体調管理を、患者と医師の二人三脚で行うことが大切です。

発作止めと炎症を抑える薬をうまく組み合わせる

　前述したように、ぜんそく治療薬には長期管理を目的として使用する薬（コントローラー）と発作止めを目的として使う薬（リリーバー）の2種類があります。コントローラーとリリーバーは、まったく違う使い方をする薬ではなく、あるときはリリーバーとして使われ、あるときはコントローラーとして使われることもあります。

　また、初めて発作を起こしたころと何年か治療が経過したころでは薬の使い方も変化します。さらに年齢、症状、環境整備の状況や体力など、さまざまな要素を考慮し、1つの薬で2つの役割を兼ねて処方されることもあります。

　コントローラーには、炎症を抑える作用（抗炎症作用）を持っている薬が使われます。一方、リリーバーは気管支を拡げる作用（気管支拡張作用）が中心です。けれども、発作が繰り返し起こっている時期は、いま起こっている発作を止めながら同時に長期管理も行う必要があるので、複数の似たような働きの薬が一緒に処方されることもあります。

　発作止めの薬だけを使って、ぜんそくをコントロールしようとしても、長期管理薬によって炎症を抑える働きかけをしていないため、よい結果は期待できません。

薬物療法を受ける際に医師に確認したいこと

　薬を処方した医師に「いつまで薬を使うのか」、「発作がよくなれば止めてもよい薬なのか」を、処方されたすべての薬について確認し、その役割や目的を理解し、区別することを心がけましょう（**表1**）。処方された薬に対する知識を身につけるには、ていねいに医師と話し合うことが大切です。

「発作を起こさないようにする」治療目標を学校や保育所・幼稚園と共有しよう

　ぜんそくの子どもの「日常生活における体調管理」を考えるとき、学校や保育所・幼稚園にかかわる人々からの支援は不可欠なものとなります。

　ぜんそくを治すことは、治療の3本柱に支えられながら長期管理をよりよいものにして発作を起こさないようにすることだといっても過言ではありません。

　この治療目標をめざすためには、学校や保育所・幼稚園にも理解を求めていくことが大事で、私たちぜんそく患者や家族の重要なテーマとなっています（62、94ページ参照）。

表1　処方された薬を書きこんでみましょう

①薬の名前（一般名と商品名があります。製薬会社名なども書いてみましょう）	
商品名	
一般名	
会社名	
②薬の使用量と内容	
一回に飲む量	
回数	
どんなときに使う？	発作のとき、発作が起きていないとき、寝る前、食後など
どんな役割？	日常の管理、頓服「発作止め」など

①薬の名前（一般名と商品名があります。製薬会社名なども書いてみましょう）	
商品名	
一般名	
会社名	
②薬の使用量と内容	
一回に吸入する量	
回数	
どんなときに使う？	発作のとき、発作が起きていないとき、寝る前、食後など
どんな役割？	日常の管理、頓服「発作止め」など

ぜんそく治療によく使われる薬

ここでは、ぜんそくの治療薬として、よく使われる薬の特徴について紹介します。

1) 抗アレルギー薬
コントローラー

アレルギー反応をいろいろな段階で弱める作用のある薬です。アレルギー性鼻炎やアトピー性皮膚炎の治療に使われる薬剤もあります。

吸入薬のクロモグリク酸ナトリウム（DSCG、インタール®）は、3種類の吸入方式が選べます。非常に安全性の高い薬で、ぜんそく以外にも食物アレルギー用の内服や、点眼、点鼻など幅広く使われています。

内服薬は一般に経口抗アレルギー薬と呼ばれますが、さらに「即効性がある」、「長時間効く」などいくつかの効き方に分類されます。また、それぞれの分類の中に数種類の製品があります。

多品目の中からどの薬を選ぶのかという、はっきりした指針があるわけではありません。ぜんそくの重症度、鼻炎や皮膚炎などの合併の有無、飲みやすい剤形、1日の内服回数などから選択されます。

長期管理に関する薬物プランにおいて抗アレルギー薬は、すべての治療ステップ（47〜49ページ参照）で使われますが、とくにロイコトリエン受容体拮抗薬（オノン®、シングレア®、キプレス®）とDSCGが重要な薬として選ばれています。

抗アレルギー薬は、一般的には副作用の少ない薬といえますが、眠気、おう吐、下痢、肝機能障害、血尿などの副作用が報告されている薬もあります。

2) テオフィリン製剤
コントローラー　**リリーバー**

テオフィリンは古くからぜんそく治療に使われてきた薬です。もともとは気管支拡張薬として使われていましたが、最近になって、炎症を抑える効果もあることがわかってきました。テオフィリンの気管支拡張作用は血中濃度*に比例して発揮され、血中濃度が高くなると強いぜんそく発作でも抑えることができます。ただし、血中濃度が上がりすぎると副作用が出るので、小児では5〜15μg／mLの範囲を目標に使うことになっています。

抗炎症作用は低い血中濃度でも認められます。長期管理に使用する場合には、体内で少しずつテオフィリンを放出するように工夫されている剤形（徐放製剤）が使われ、通常1日2回の内服で必要な血中濃度を維持できます。

副作用は血中濃度が上がりすぎたときに起こってくる中毒症状として、吐き気、嘔吐、動悸、心拍数の増加、不眠、興奮、けいれんなどがありますが、一部の人には血中濃度が低くても同様の症状が現れることがあります。乳児、以前から熱性けいれんを繰り返している人、てんかん

の診断を受けている人、中枢神経系の病気を持っている人は、この薬の使用は避けるほうがよいとされています。もし処方されてしまったときは、自分がこれらに該当することを処方した医師に話し、服用するかどうかを確かめてください。

＊血中濃度とは…体の中にある薬の濃度を示し、どれくらいの量があれば有効で、どれくらいの濃度以上だと副作用が出やすいのかという目安となるものです。血中濃度は血液検査で測定することができます。

3）β2刺激薬
リリーバー

　気管支拡張薬としてよく知られているのがβ2刺激薬で、ぜんそく発作の治療には欠かせない薬剤です。しかし、この薬剤を長期間連用しても、ぜんそくの本質的な問題である気管支の慢性炎症を改善する効果はありません。したがって、炎症を抑える作用のあるほかの薬剤と一緒に、気管支拡張作用が必要な場合に、必要な期間だけ使用する薬剤と考えるべきです。β2刺激薬を臨時に繰り返し必要とする場合は、根本的な治療が不十分である可能性があります。

　また最近、長時間作用性β2刺激薬といわれる薬が使われるようになってきました。1日2回使用する吸入薬のセレベント®と1日1回使用の貼付薬のホクナリンテープ®がこれに相当します。

　これらの薬剤は発作時に使ってもすぐに効くわけではなく、長期管理薬として位置づけられます。本質的には従来のβ2刺激薬と同じものですから、抗炎症作用のある吸入ステロイド薬と併用します。吸入の長時間作用性β2刺激薬は、吸入ステロイド薬との合剤があります。

4）吸入ステロイド薬
コントローラー

　ぜんそくは、気管支がいつも炎症を起こしている状態の病気だと考えられるようになりました。炎症を抑える作用が最も強い薬はステロイド薬（ステロイドホルモン、副腎皮質ホルモンとも呼ばれます）ですが、ステロイド薬を長期間飲み続けると多様な副作用が高い頻度で現れてきます。

　ぜんそくの治療で使われる吸入ステロイド薬は、ステロイド薬を気管支にごく少量吸入して、全身的な副作用を抑えながら効果を発揮できるようにしてあります。

　注意しなければならないのは、吸入ステロイド薬であっても正しい方法で吸わなければ、十分な効果が得られないということです。大量、長期であれば副作用が起こることもあります。また、錠剤で飲むステロイド薬は、最重症の患者に対して、専門医のもとでのみ使用されることがあります。

> 次ページ以降では、処方された薬がどのような役割や作用を持っているのかが一目でわかるように、ぜんそく治療によく使われる薬を「コントローラー」と「リリーバー」に分類して一覧にしました。

■よく使われる長期管理薬（コントローラー）の種類と特徴

特徴	気道粘膜の慢性的な炎症を抑える	
種類	吸入ステロイド薬（副腎皮質ホルモン）	テオフィリン徐放製剤（キサンチン誘導体）
効果・効能	気管支の慢性的な炎症を抑える	ゆっくりと放出され、作用時間が長いのが特徴 気道の慢性的な炎症を抑える 気管支を拡張する
主な副作用	のどの刺激、咳、声がれ、口の中のカビ（カンジダ症）	吐き気・嘔吐、食欲不振、不眠、動悸、興奮・不安
商品名 一般名	キュバール（エアゾール） ベクロメタゾンプロピオン酸エステル パルミコート吸入液 ブデソニド アドエア サルメテロールキシナホ酸塩・フルチカゾンプロピオン酸エステル フルタイド（エアゾール、ディスカス、ロタディスク） フルチカゾンプロピオン酸エステル オルベスコ50μg112吸入　シクレソニド オルベスコ100μg56吸入　シクレソニド オルベスコ100μg112吸入　シクレソニド オルベスコ200μg56吸入　シクレソニド	テオドール（錠、顆粒、シロップ、ドライシロップ） テオフィリン徐放製剤 テオロング（錠、顆粒）テオフィリン徐放製剤

特徴	ぜんそく発作が起きるのを抑える	
種類	抗アレルギー薬	
	化学伝達物質遊離抑制薬	ヒスタミンH1拮抗薬
効果・効能	マスト細胞からアレルギー反応を起こす化学物質が放出されないように抑える	アレルギー炎症を起こし、平滑筋を収縮させる
主な副作用	肝機能障害、胃腸障害	肝機能障害、眠気、倦怠感
商品名 一般名	リザベン（ドライシロップ、細粒、カプセル） トラニラスト ロメット（細粒） レピリナスト ペミラストン（錠、ドライシロップ） ペミロラストカリウム アレギサール（錠、ドライシロップ） ペミロラストカリウム	セルテクト（ドライシロップ） オキサトミド ザジテン（ドライシロップ、カプセル、シロップ） ケトチフェンフマル酸塩

第3章 治療の基本

ぜんそく発作が起きるのを抑える

抗アレルギー薬

ロイコトリエン受容体拮抗薬	化学伝達物質遊離抑制薬
気道の炎症を起こすロイコトリエンが作用しないようにする	マスト細胞からアレルギー反応を起こす化学物質が放出されないように抑える
肝機能障害、発疹、かゆみ、吐き気、腹痛	のどの刺激
オノン（カプセル、ドライシロップ）プランルカスト水和物 シングレア（錠、チュアブル錠、細粒）モンテルカストナトリウム キプレス（錠、チュアブル錠、細粒）モンテルカストナトリウム	インタール（カプセル、吸入液、エアロゾル）クロモグリク酸ナトリウム

		気管支を拡張する	
	Th2サイトカイン阻害薬	β2刺激薬	副交感神経遮断薬（抗コリン薬）
ヒスタミンが働くのを抑える	アレルギー炎症を起こす物質（サイトカイン）が作られるのを抑える	交感神経を刺激して、気管支を拡張する 長時間作用するのが特徴	副交感神経を抑制して、気管支を拡張する
	肝機能障害、胃の不快感や痛み、吐き気、口の渇き、眠気、頭痛、発疹	動悸、頭痛、吐き気	頭痛、吐き気、動悸、口の渇き、倦怠感
ニポラジン（細粒、シロップ）キタジン ゼスラン（細粒、シロップ）キタジン	アイピーディ（カプセル、ドライシロップ）トシル酸スプラタスト	セレベント サルメテロールキシナホ酸塩	アトロベント（エロゾル20μg）イプラトロピウム臭化物水和物

■よく使われる発作止めの薬（リリーバー）の種類と特徴

特徴	気管支を拡張する	
種類	テオフィリン（キサンチン誘導体）	β2刺激薬
効果・効能	気管支を拡張し、炎症を抑える	交感神経を刺激して気管支を拡張する
主な副作用	不眠、興奮・不安、動悸、吐き気・嘔吐、肝機能異常	動悸・頻脈、ふるえ、頭痛
商品名 一般名	ネオフィリン（粉末、錠）アミノフィリン水和物	アスプール（吸入液）イソプレナリン塩酸塩 メプチン（吸入液）プロカテロール塩酸塩水和物 ベネトリン（吸入液）サルブタモール硫酸塩　　サルタノール（インヘラー）サルブタモール硫酸塩 アイロミール（エアゾル）サルブタモール硫酸塩

第3章 治療の基本

動悸・頻脈、頭痛、ふるえ	動悸・頻脈、頭痛、ふるえ
ベネトリン（錠、シロップ） サルブタモール硫酸塩 ベラチン（ドライシロップ） ツロブテロール塩酸塩 ブリカニール（錠、シロップ） テルブタリン硫酸塩 メプチン（顆粒、ドライシロップ、シロップ、錠、ミニ錠） プロカテロール塩酸塩水和物 ホクナリン（錠、ドライシロップ） ツロブテロール塩酸塩 ベロテック（錠、シロップ） フェノテロール臭化水素酸塩 アトック（ドライシロップ、錠） ホルモテロールフマル酸塩水和物 スピロペント（顆粒、錠） クレンブテロール塩酸塩	ホクナリン（テープ） ツロブテロール

医療者とともに長期管理をよりよいものへ

　長期管理の過程では、症状のていねいな観察による重症度に応じた診断方法が用いられます。いくつかの治療薬を使用しながら、医師が経過を観察し、症状の変化によって治療のステップアップやステップダウンが図られます。

重症度に応じた治療ステップが医師によって選択される

　重症度に対応する治療の内容を**表2**で紹介します。ガイドラインは標準的治療指針として提唱されているものですから、こうでなければいけないというものではありません。しかし、患者自身も目安として知っておくと、とても役に立ちます。

　重症度に応じた治療ステップとは、たとえば、ぜんそくの症状が春、秋の季節の変わり目に小発作が1、2回起こるだけであれば間欠型と判断されて、発作が起こったときに発作を止めるステップ1の治療を行い、発作が完全に落ち着けば長期的に薬を使い続ける必要はなくなります。

　発作がもう少し頻繁に繰り返し起こる

表2　治療前の臨床症状にもとづく重症度分類とそれに対応する治療

発作型	症状の程度ならびに頻度
間欠型	・軽い症状が年に数回出現する。 ・短時間作用性β_2刺激薬の頓用で短期間に症状が改善し、持続しない。
軽症持続型	・軽い症状が月に1回以上、週1回未満起こる。 ・時に呼吸困難を伴うが、日常生活が障害されることは少ない。
中等症持続型	・軽い症状が週1回以上あるが、毎日は持続しない。 ・時に中・大発作となり日常生活が障害されることがある。
重症持続型	・症状が毎日持続する。 ・週に1〜2回、中・大発作となり、日常生活や睡眠が障害される。
最重症持続型	・重症持続型に相当する治療を行っていても、症状が持続する。 ・しばしば時間外受診し、入退院を繰り返し、日常生活が制限される。

出典：『小児気管支喘息治療・管理ガイドライン2012』

場合は、その重症度に応じて必要な治療のステップを決め、長期管理薬（コントローラー）を選んで使います。

しかし、ステップに合わせて使われる薬は一つだけということはなく、いくつかの選択肢があります。また、組み合わせもいくつかあり、どの方法を選ぶかは医師が患者のいろいろな特性を考えて決めていくことになります。その特性には、次のようなものがあります。

年齢によっても薬の使い方は異なる

ぜんそくは、一人ひとりの患者ごとに病気の性質が違うのが特徴です。それまで行ってきた治療、親や兄弟に見られるぜんそくやほかのアレルギー疾患の程度、家庭や学校などの生活環境の違いなども総合的に考えて薬は決定されます。

発作治療薬も長期管理薬も一人ひとりの患者の発作の起こり方や強さから医師が判断して薬の使い方や処方量を決めます。さらに、年齢によっても薬の使い方は異なります。**表3**に「2歳未満の子ども」、**表4**に「2歳～5歳の子ども」、**表5**に「6歳～15歳の子ども」の薬の使い方を紹介します。

また、患者は治療の過程で、ふるえる、便秘になる、頭痛がするなど、処方された薬と関連がありそうなことが起こったら、勝手に薬を中止せず医師にそのことを伝えます。また、液体、粉など薬の形についても不安や疑問がある場合は相談します。医師はこういった患者からの相談内容も考慮しながら薬を選択し、よりよい治療をめざしています。

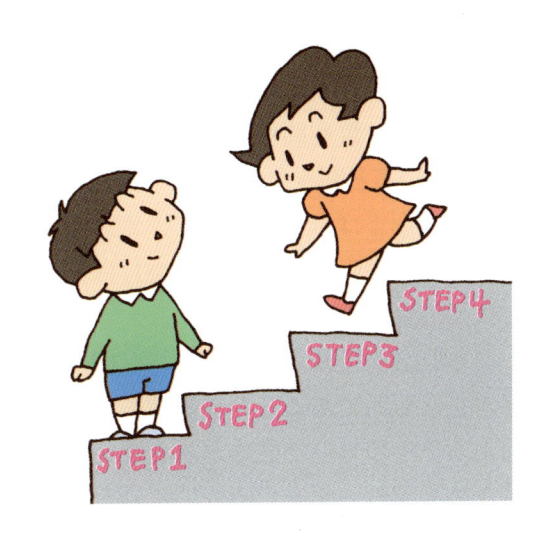

コントロールの状態に応じて治療段階をアップダウン

あるステップの治療を行っても発作を繰り返すときにはコントロール不十分と判断してステップを上げます。逆にまったく発作が起こらなくなり、ピークフローやほかの肺（呼吸）機能の値も良好であれば、ステップを下げていきます。

コントロール不十分のときは、少しずつ薬の量を増やして様子を見るより、十分にコントロールできると考えられるステップの治療を行い、安定したら徐々にステップを下げていくステップダウン方式がよいと考えられています。

ぜんそくの症状は、かぜや気管支炎などの感染症、受験や塾通いなどによる疲労や心理的ストレス、秋を中心とした発作の起きやすい季節の影響、環境内のアレルゲンの変化など、いろいろな因子の影響を受けるので、2～3週間調子がよ

くてもまた悪化することがあります。
　一般的には数週間から数か月の経過で安定していると判断されれば薬を減らし、ステップを下げることを考えます。ただし、それまでの経過が長い場合にはもっと長期的な観察が必要です。
　薬を段階的に減らし、肺(呼吸)機能などが正常範囲であることを確認し、数か月から1年の単位で発作が起きないのを確かめながら、薬を止めていくのが一般的です。
　あるステップの治療で症状が安定しなければステップアップを考慮することになりますが、このときも単に薬の量を増やせばよいということではなく、先に示した治療の3本柱の中のほかの2本(環境整備、運動療法)について問題が隠されていないかどうかを十分に検討し、問題点があれば、それを先に解決すること

が必要です。

重症持続型は薬の増量だけでは改善がみられないことも

　「治療ステップ4」に書かれている薬を使っても症状が安定しない場合には、さらに強力な薬の処方が検討されることになります。重症持続型でなかなか解決しない患者さんの場合には、心理社会的問題を抱えていることも多く、その問題を解決しないと薬の処方を増やすだけではまったく効果が上がらないこともあります。
　このような場合には、数か月から数年間、ぜんそくの専門施設に入院して総合的に治療を受けることで改善する場合があります。専門施設については主治医や専門医と相談しましょう。施設入院療法の適応となる例は以下の**表6**のとおりです。

表6　施設入院療法の適応

- ぜんそくの重症度が高く薬物療法があまり効かない。

- 家庭環境におけるアレルゲンの問題があり、その除去が困難で、ぜんそく発作を繰り返す。

- 薬を指示どおり定期的に使うことができないで発作を繰り返し、長期入院による教育が望ましいと考えられる。

- 家族、友人、学校における心理的問題が発作のコントロールを妨げていて、外来での治療が困難。

出典:患者さんとその家族のためのぜんそくハンドブック　2004

表3 小児気管支ぜんそくの長期管理に関する薬物療法プラン（2歳未満）

	治療ステップ1	治療ステップ2	治療ステップ3	治療ステップ4
基本治療	発作の強度に応じた薬物療法	ロイコトリエン受容体拮抗薬[*1] and/or DSCG	吸入ステロイド薬（中用量）[*2]	吸入ステロイド薬（高用量）[*2] 以下の併用も可 ロイコトリエン受容体拮抗薬[*1]
追加治療	ロイコトリエン受容体拮抗薬[*1] and/or DSCG	吸入ステロイド薬（低用量）[*2]	ロイコトリエン受容体拮抗薬[*1] 長時間作用性β_2刺激薬 （貼付薬あるいは経口薬）	長時間作用性β_2刺激薬 （貼付薬あるいは経口薬） テオフィリン徐放製剤（考慮） （血中濃度 5〜10μg/mL）

DSCG：クロモグリク酸ナトリウム
*1：その他の小児喘息に適応のある経口抗アレルギー薬（Th2サイトカイン阻害薬など）
*2：各吸入ステロイド薬の用量対比表（単位はμg/日）

	低用量	中用量	高用量
FP, BDP, CIC	〜100	〜200	〜400
BIS[*3]	〜250	〜500	〜1000

FP：フルチカゾン
BDP：ベクロメタゾン
CIC：シクレソニド
BIS：ブデソニド吸入懸濁液

*3：6か月以上すべての年齢

① 長時間作用性β_2刺激薬は症状がコントロールされたら中止するのを基本とする。経口薬は、12時間持続する1日2回投与の薬剤とする。
② テオフィリン徐放製剤は6か月未満の児に原則として対象にならない。適応を慎重にし、痙攣性疾患のある児には原則として推奨されない。発熱時には一時減量あるいは中止するかどうかをあらかじめ指導しておくことが望ましい。
③ 治療ステップ3以上の治療は小児の喘息治療に精通した医師の指導・管理のもとで行うのが望ましい。
④ 治療ステップ4の治療は、吸入ステロイド薬も高用量であるため、十分な注意が必要であり、小児の喘息治療に精通した医師の指導・管理のもとで行う。

出典：『小児気管支喘息治療・管理ガイドライン2012』

表4 小児気管支ぜんそくの長期管理に関する薬物療法プラン（幼児2～5歳）

	治療ステップ1	治療ステップ2	治療ステップ3	治療ステップ4
基本治療	発作の強度に応じた薬物療法	ロイコトリエン受容体拮抗薬*1 　and/or DSCG 　and/or 吸入ステロイド薬（低用量）*2	吸入ステロイド薬（中用量）*2	吸入ステロイド薬（高用量）*2 以下の併用も可 ・ロイコトリエン受容体拮抗薬*1 ・テオフィリン徐放製剤 ・長時間作用性β_2刺激薬の併用あるいはSFCへの変更
追加治療	ロイコトリエン受容体拮抗薬*1 　and/or DSCG		ロイコトリエン受容体拮抗薬*1 長時間作用性β_2刺激薬の追加あるいはSFCへの変更 テオフィリン徐放製剤（考慮）	以下を考慮 ・吸入ステロイド薬のさらなる増量あるいは高用量SFC ・経口ステロイド薬

DSCG：クロモグリク酸ナトリウム
SFC：サルメテロールキシナホ酸塩・フルチカゾンプロピオン酸エステル配合剤
*1：その他の小児喘息に適応のある経口抗アレルギー薬（Th2サイトカイン阻害薬など）
*2：各吸入ステロイド薬の用量対比表（単位はμg/日）

	低用量	中用量	高用量
FP, BDP, CIC	～100	～200	～400
BUD	～200	～400	～800
BIS	～250	～500	～1000

FP：フルチカゾン
BDP：ベクロメタゾン
CIC：シクレソニド
BUD：ブデソニド
BIS：ブデソニド吸入懸濁液

①長時間作用性β_2刺激薬は症状がコントロールされたら中止するのを基本とする。長時間作用性β_2刺激薬ドライパウダー定量吸入器（DPI）は自力吸入可能な5歳以上が適応となる。
②SFCへの変更に際してはその他の長時間作用性β_2刺激薬は中止する。SFCと吸入ステロイド薬の併用は可能であるが、吸入ステロイド薬の総量は各ステップの吸入ステロイド薬の指定範囲内とする。SFCの適応は5歳以上である。
③治療ステップ3の治療でコントロール困難な場合は小児の喘息治療に精通した医師の下での治療が望ましい。
④治療ステップ4の追加治療として、さらに高用量の吸入ステロイド薬やSFC、経口ステロイド薬の隔日投与、長期入院療法などが考慮されるが、小児の喘息治療に精通した医師の指導管理がより必要である。

出典：『小児気管支喘息治療・管理ガイドライン2012』

第3章 治療の基本

表5 小児気管支ぜんそくの長期管理に関する薬物療法プラン（年長児6〜15歳）

	治療ステップ1	治療ステップ2	治療ステップ3	治療ステップ4
基本治療	発作の強度に応じた薬物療法	吸入ステロイド薬（低用量）*2 　　and/or ロイコトリエン受容体拮抗薬*1 　　and/or DSCG	吸入ステロイド薬（中用量）*2	吸入ステロイド薬（高用量）*2 以下の併用も可 ・ロイコトリエン受容体拮抗薬*1 ・テオフィリン徐放製剤 ・長時間作用性β2刺激薬の併用あるいはSFCへの変更
追加治療	ロイコトリエン受容体拮抗薬*1 　　and/or DSCG	テオフィリン徐放製剤（考慮）	ロイコトリエン受容体拮抗薬*1 テオフィリン徐放製剤 長時間作用性β2刺激薬の追加あるいはSFCへの変更	以下を考慮 ・吸入ステロイド薬のさらなる増量あるいは高用量SFC ・経口ステロイド薬

DSCG：クロモグリク酸ナトリウム
SFC：サルメテロールキシナホ酸塩・フルチカゾンプロピオン酸エステル配合剤
*1：その他の小児喘息に適応のある経口抗アレルギー薬（Th2サイトカイン阻害薬など）
*2：各吸入ステロイド薬の用量対比表（単位はμg/日）

	低用量	中用量	高用量
FP, BDP, CIC	〜100	〜200	〜400
BUD	〜200	〜400	〜800
BIS	〜250	〜500	〜1000

FP：フルチカゾン
BDP：ベクロメタゾン
CIC：シクレソニド
BUD：ブデソニド
BIS：ブデソニド吸入懸濁液

①長時間作用性β2刺激薬は症状がコントロールされたら中止するのを基本とする。
②SFCへの変更に際してはその他の長時間作用性β2刺激薬は中止する。SFCと吸入ステロイド薬の併用は可能であるが、吸入ステロイド薬の総量は各ステップの吸入ステロイド薬の指定範囲内とする。
③治療ステップ3の治療でコントロール困難な場合は小児の喘息治療に精通した医師の下での治療が望ましい。
④治療ステップ4の追加治療として、さらに高用量の吸入ステロイド薬やSFC、経口ステロイド薬の隔日投与、長期入院療法などが考慮されるが、小児の喘息治療に精通した医師の指導管理がより必要である。

出典：『小児気管支喘息治療・管理ガイドライン2012』

吸入療法と上手なスペーサーの活用方法

ぜんそく治療の中には、薬をとても細かい微粒子(エアロゾル)にして、肺の奥のほうまで到達させる「吸入療法」があります。

口から飲む薬(内服薬)や貼付薬(貼り薬)に比べて、即効性があり、より少ない量で効果を得ることができます。また、全身的な副作用が少ないという利点もあります。吸入療法は、とても効率的で、ぜんそく治療にとって非常に有効な方法です。

吸入療法には吸入器を使います。**表7**にさまざまな吸入器具の長所と短所をまとめましたので、ご参照ください。

乳幼児の吸入を助けるさまざまな方法

発作が起きて苦しいときに吸入が上手にできると、症状はそれだけ早く改善できます。しかし、乳幼児は「噴霧のタイミングを合わせて薬液を吸い込む」という動作は上手にできません。

乳幼児のそのような不便さを解決するためのいくつかの方法があります。

表7 吸入器具の種類と特徴

分類	長所	短所	方式	長所	短所
ネブライザー	普通の呼吸で吸入可、乳幼児に使用可、確実に吸入できる、薬液量調整が容易	吸入装置が大型、高価、使用に時間がかかる、薬物の種類が限定される、電源が必要、騒音	ジェット式	耐久性に優れる	騒音、比較的大型、交流電源が必要なものが多い
			超音波式	大量噴霧が可能、静か	薬物の変性、過量の水分吸入、少量の噴霧には不適、装置が大型、ステロイド懸濁液の吸入不可
			メッシュ式	静か、軽量小型、電池で駆動可	耐久性未確認、選択の機器が少ない
定量吸入器(metered dose inhaler, MDI)	軽量・小型、携行性に優れる、特別な装置不要、騒音がない、電源不要、吸入に時間がかからない	吸入手技の習得が必要、吸入が不確実な場合がある、年少者では使用が難、量の微調整が不可能、安易に反復使用しやすい、過量投与の危険性	加圧噴霧式(pMDI)	スペーサーを使用すると同調不要、携行に便利	吸気と噴霧の同調が必要、使用前によく振って混合する必要あり、噴射用溶媒が必要
			ドライパウダー(DPI)	吸気との同期が不要、操作・管理が容易、噴射用溶媒不要	吸入力が必要、年少児では使用不可、薬剤の種類が限定

出典:『小児気管支喘息治療・管理ガイドライン2012』

第3章 治療の基本

① 吸入器にマスクや紙コップをつけて吸入する

　吸入用マスクだけでなく、紙コップも利用できます。紙コップに好きなイラストを描いたり、シールを貼ったりして子どもが楽しく吸入できる工夫ができます。

② pMDI（加圧噴霧式定量吸入器）にスペーサーをつけて吸入する

　スペーサー（吸入補助器）を使うと、薬の噴出に呼吸のタイミングを合わせる必要がないので、低年齢の子どもでも吸入療法ができます。

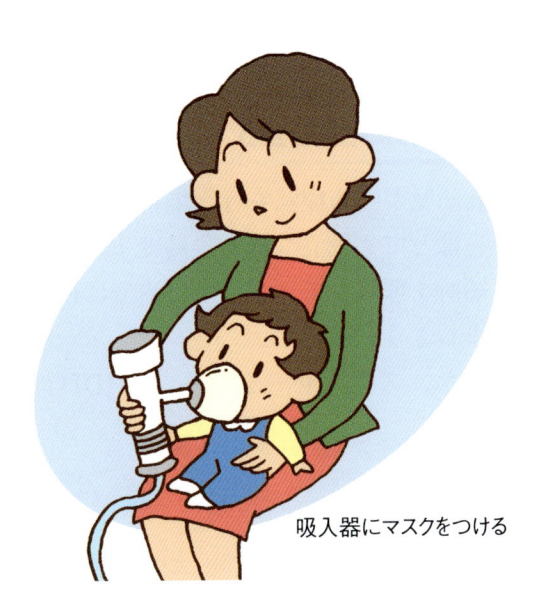

吸入器にマスクをつける

● 吸入器には2種類のタイプがあります

動力を必要とするもの

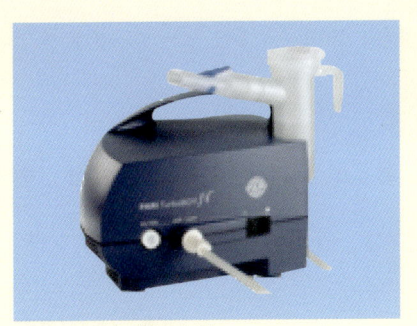

ジェット式ネブライザー
写真提供：パリ

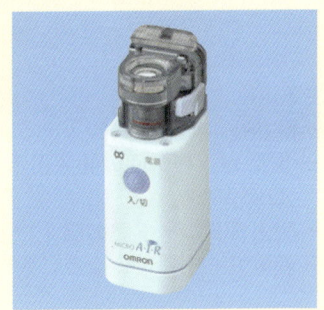

メッシュ式ネブライザ
写真提供：オムロン

動力を必要としないもの

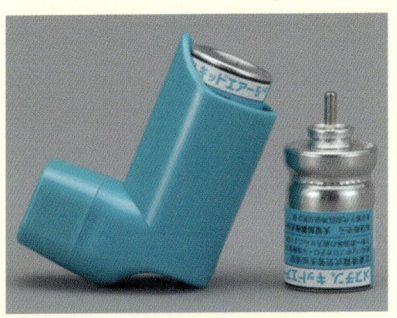

pMDI（加圧噴霧式定量吸入器）
写真提供：大塚

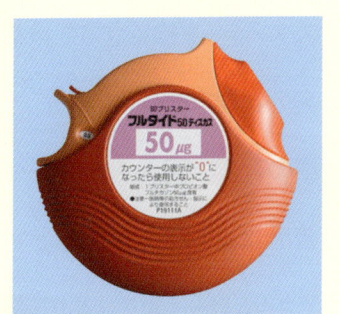

DPI（ドライパウダー定量吸入器）
写真提供：グラクソ・スミスクライン

スペーサーの長所と短所を理解し有効的に活用しよう

乳幼児が吸入療法を行う場合、スペーサーはとても役立つ補助器具です。長所と短所を理解して、よりよい治療に役立てましょう（**表8**）。

また、スペーサーを使ってpMDI（加圧噴霧式定量吸入器）を吸入する方法を**表9**にまとめました。乳児の場合は、フェイスマスク式のものを使用します。吸入用のマスクで鼻と口を覆い、空気がもれないように密着させて、換気弁が呼吸とともに動くことを確認します。この確認によって、乳児が噴霧された薬を確実に吸入できたかどうかがわかります。

表8　pMDI＋スペーサーを用いた吸入方法

- 薬の容器（カニスター）をよく振る（キュバール®、オルベスコ®では不要）
- カニスターのキャップを外してスペーサーに装着し、一押しする
- マウスピース付きスペーサーを用いる場合
  - 息を吐いた状態でマウスピースをくわえて口を閉じ、ゆっくりと大きく吸入する。数秒間息こらえをして、ゆっくり吐き出す。
  - 1回では吸入しきれない場合には、再度吸入する。
- マスク付きスペーサーを用いる場合
  - マスクを顔に密着し、安静換気を数回行う。
  - エアロチャンバーを用いる場合、フローインジケーターの動きで呼吸しているかを確認できる。
- 注意点
  - 噴霧後は速やかに吸入する。
  - 医師から複数回の吸入指示がある場合には、スペーサーにまとめて噴霧せずに一押し毎に吸入を行う。
  - 吸入ステロイド薬の吸入終了後は、うがい（あるいは飲水）を行う。
  - 静電気を生じないように取り扱う（スペーサーを擦らないなど）。

出典：『小児気管支喘息治療・管理ガイドライン2012』

表9　スペーサーを使ってpMDI（加圧噴霧式定量吸入器）を吸入する方法

1. スペーサーを組み立てて換気弁などがきちんと作動するかどうか確かめる。
2. 薬の容器（缶）をよく振る。
3. 薬の容器（缶）をスペーサーに装着し、1回分の吸入量をスペーサーの中に噴霧する。
4. 普通に息を吐いた状態でマウスピースをしっかり口にくわえて、ゆっくり大きく吸入する。
5. できるだけ長く息を止めて、静かに息を鼻から吐き出す。

＊吸入ステロイド薬を吸入するときは、吸入後に必ずうがいをしてください。

推奨されるスペーサー

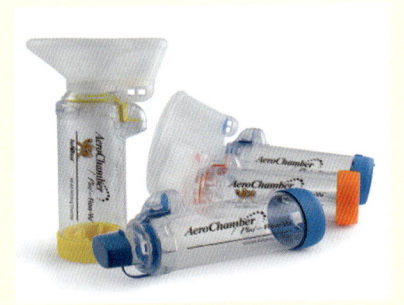

エアロチャンバー・プラス®
（マウスピースとマスクの仕様あり、マスクは成人用、小児用、乳児用あり：アムコ）

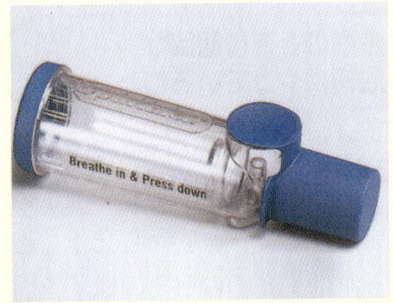

オプティヘラー®
（フィリップス・レスピロニクス合同会社）

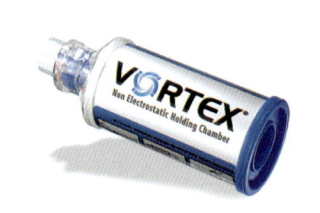

ボアテックス®
（パリ）

　スペーサー内に生じる静電気によって肺内到達可能な粒子径の薬剤もスペーサー内に沈着することがあるので、静電気を生じさせにくい工夫（①使用前にスペーサーをこすらない、②使用後は食器用洗剤で洗って自然乾燥させるなど）を行う。ボアテックス®はアルミニウム製の内筒を用いて静電気が生じにくくなっている。

発作を起こして受診したとき、医療機関で行われる治療

診察のときに医師が最初にやっていること

　ぜんそく発作を起こして医療機関を受診したときに、医師はまず子どもの全体の様子を見たうえで、家族から発作を起こしたきっかけや、そのときの様子を聞きながら発作の程度を把握します。

　また、受診する前に家庭で使った薬の量や内容、使ったタイミングなど、これから行う治療に影響を与えそうな内容について聞き取ります。初めて診察する場合は、今まで処方されていた薬や日常の「長期管理」についても詳しく聞きます。

　ぜんそく発作が起きたときの子どもの状態を家族が医師に簡潔に伝えることで、医師は的確な治療が行えます。医療機関での治療は医師と患者と家族の協力でよりよいものになっていきます。

薬が使われるタイミングと効果がなかったときの対処

①発作の強度を判定する
・発作の強度を小発作・中発作・大発作・呼吸不全の4分類で判定します（12ページ参照）。受診前の吸入治療の間隔、内服薬の使用状況を考慮して、気管支拡張薬の吸入を行います。

②気管支拡張薬を使用する
・発作時の治療薬は、主に気管支拡張薬が使われます。

・気管支拡張薬には即効性のあるβ2刺激薬とテオフィリン製剤があります。テオフィリン製剤は長期管理薬として使用されることが多く、発作時は主にβ2刺激薬が使用されます。

・β2刺激薬は、内服薬、貼付薬、吸入薬があります。内服薬は発作時に（症状があるときだけ服用として）使います。

　腕や胸に貼る貼付薬は、即効性はありませんが、効果が長時間持続するので、夜間や朝方の発作を抑えるのに有効です。

　吸入薬は、加圧噴霧式定量吸入器を用いるものとDSCG吸入液（インタール®）などに混合して使用する液剤があります。エアロゾルを吸入する場合は、吸入補助器具を使うと確実に吸入できます。

③経口ステロイドや酸素吸入を使う
・β2刺激薬で呼吸が楽にならない場合、今までに大発作や呼吸不全、きわめて重篤な発作を起こした患者さんには、経口ステロイド薬を早めに使うこともあります。

・発作が重症化すると気管支拡張薬の吸入中に動脈血酸素濃度が低下し、息苦しくなることがあるため、酸素吸入を併用することもあります。（自宅で吸入をし過ぎても息苦しくなることがあるので、処方量は守りましょう）。

④点滴や静脈注射を行う
・中発作以上では酸素吸入や、点滴による気管支拡張薬の投与が行われます。

・点滴による気管支拡張薬を使っても改

善しない場合は、ステロイド薬の静脈注射を行います。
・悪化する可能性が高かったり、点滴と静脈注射によっても安定しないときは入院治療になります。

⑤**入院による治療を行う**
・入院による治療の場合でも、気管支拡張薬の吸入、点滴を続けるとほとんどの場合1～2日で呼吸困難は治まってきます。そうなれば薬は内服薬、吸入薬に変更されますが、大発作の後は気管支の炎症が続き、発作が起こりやすくなっているため、経過を観察します。気管支の炎症が十分に落ち着き、合併症がなければ退院になります。

吸入後30分以内に再び呼吸が苦しくなるときは医療機関を受診

　発作が起きたとき、家庭で気管支拡張薬の吸入をしても、その効果が30分以内で消失し、再び呼吸困難になるときは、医療機関を受診してください。
　ぜんそく死の原因で一番多いのは自宅で気管支拡張薬の吸入を繰り返し行っていたため、医療機関への受診が遅れ、病院へたどり着く前に窒息死してしまうことです。大発作になったら、自宅での対応には限界があります。呼吸不全状態のときは直ちに救急車を要請して救急病院へ搬送してもらってください。**表10**で病院を受診する目安を紹介します。

表10　こんなときはすぐに受診しましょう

- 吸入薬がまったく効かないか、または効果があっても2～3時間以内に再び苦しくなる。吸入後も呼吸が速くてきつい。
- 話すのが苦しい。
- 唇や爪の色が白っぽい、もしくは青～紫色になる。
- 息を吸うときに小鼻が開く。
- 息を吸うとき、肋骨の間や胸骨の上が陥没する。
- 脈拍が非常に速い。
- 歩けない。
- 横になれない。
- 意識がはっきりしない。（ボーッとしている）
- 興奮する、暴れる。

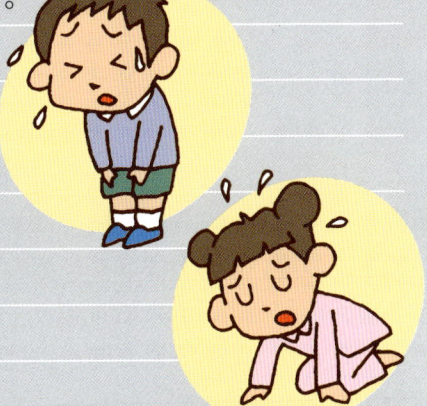

お薬Q&A
正しく知ってよりよい治療をめざそう

「不安をそのままにしない」、「勝手に判断しない」──ささやかだけれど大切なことです。疑問や不安、わからないことがあったら、医師や看護師だけでなく、薬剤師にも相談しましょう。

Q1 薬だけに頼るのはよくないですか?

A1 薬だけに頼ってはいけませんが、薬に頼ることは悪いことではありません。ぜんそくがある程度ひどい場合は、薬を上手に使って発作が起こらない状況を作っていくことが必要です。

そして、薬の助けを借りながら体調に合った運動を普段から行うことも、長期的に見れば治療に役立ちます。小児ぜんそく治療においては、運動、勉強、遊びなどに積極的に取り組むことも大切です。

Q2 どのような薬が処方されているのかわかりません。

A2 処方した医師に、薬の名前や役割を質問しましょう。医師に質問し忘れてしまったときは、薬局の薬剤師に質問してください。保険薬局ではサービスに多少の違いはありますが、薬の写真と名前、役割が書かれた紙を薬と一緒に渡すところや、処方された薬を継続的に記録できる「お薬手帳」を配布してくれたり、薬局内でも処方薬の記録・管理(薬歴管理)をしてくれたりするところもあります。これらのサービスは有料です。

Q3 何年も続けて薬を飲んでも副作用は心配ないですか?

A3 長期管理の薬は一般的に安全性が高く、数年間使い続けても特別な問題を起こさないものが選ばれて使われています。しかし、副作用の現れ方は一人ひとり違います。気になることがある場合は薬を処方している医師に必ず相談します。体調を管理するうえで必要な場合は、定期的に血液検査をすることもあります。

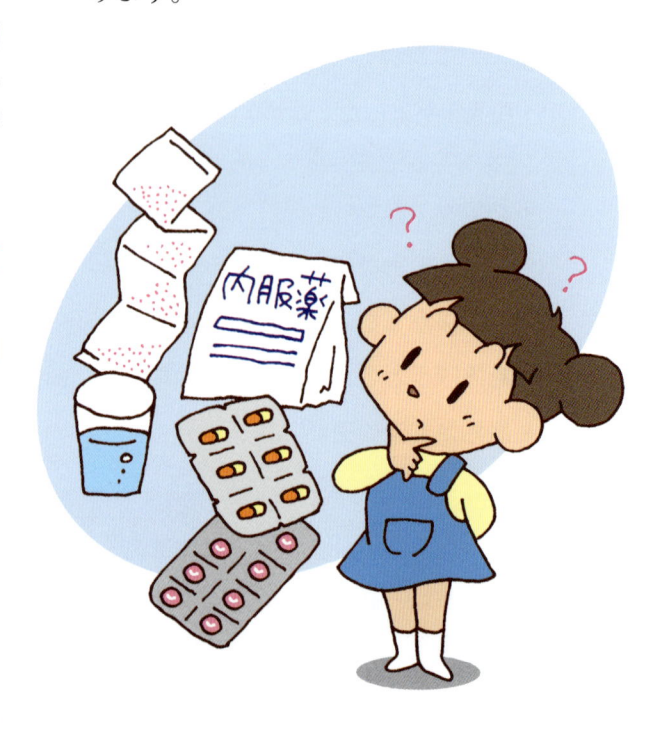

第3章 治療の基本

Q4 強い薬を選んだり、たくさん使ったりすれば早く治りますか？

A4 ぜんそくは慢性疾患ですから、短期間に強力な治療をしたからといって早く治るということはありません。また、指示の範囲を超えて薬を多く飲んだり、必要以上に回数多く吸入薬を使ったりすると、ひどい副作用を起こす危険性があります。絶対にやってはいけません。

Q5 最近3か月間、一度も発作がありません。薬をやめてもいいですか？

A5 無治療、無症状の状態が5年以上続くと、ぜんそくが治った（治癒）と一応考えられますが、それまでは一時的に落ち着いているだけ（寛解）で再発の可能性があります。

数か月～1年発作のない状態が続くようであれば主治医と相談して、肺機能検査の結果なども参考にしながら徐々に薬をやめていくことができます。

Q6 ステロイド薬は副作用が出やすいと聞きました。吸入ステロイド薬の副作用はどのように考えればいいですか？

A6 吸入ステロイド薬は気管支に作用するだけの量を使用しますので、内服のステロイド薬と比べてはるかに少量で済みます。一般的に使われる吸入ステロイド薬の量であれば長期間使用してもステロイドホルモンとしての全身的な副作用が問題となることはほとんどありません。

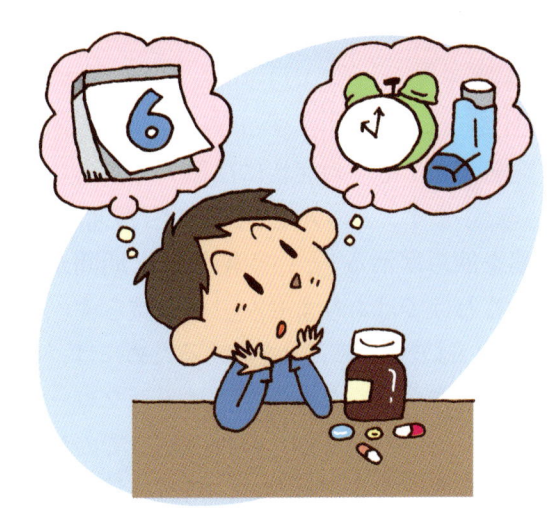

しかし、吸入後にはうがいをしないと口腔カンジダ症を発症することもあります。また、大量の吸入を続けた場合には、成長抑制などの全身的なホルモンの影響が現れる危険性があります。不安なときは、もう一度、主治医に正しい使い方を確認してください。

Q7 薬のほかにぜんそくを治す方法はありますか？

A7 ごく軽い発作が年に数回だけ起こる人はぜんそくの長期管理薬を使う必要は一般的にはありません。治療の3本柱のうち、環境整備と運動療法の2つの柱を十分に行っているかどうか、ときどき確認することが大切です。

症状が重く長期管理が必要な人は必ず薬を使う必要があります。その場合でも、薬だけ使っていればよいのではなく、患者本人や家族が協力して環境整備と運動療法を続けることが必要です。3本柱が整うことで、十分な治療効果を上げることができるからです。

Q8 どのくらいの期間、薬を飲めばよいのですか?

A8 ぜんそくの症状には個人差があります。どの人でも「これだけの間、薬を飲めば治る」という絶対的な期間があるわけではありません。薬を減らす、あるいは変更することを考えるためには、まず発作がなくなること、ピークフローを測っているのならその日の朝夕での変動が少なくなることなど、気道の状態が安定することが必要です。

Q9 出された薬を飲まないと、どうなるのでしょうか?

A9 医師は処方した薬を飲んでいる(吸っている)という前提のもとで、治療方針を考えます。ですから、飲んでいないときは正直に「飲んでいない(吸っていない)」ことを医師に伝えてください。医師と患者がお互いに情報を交換し、よく話し合うことが大切です。

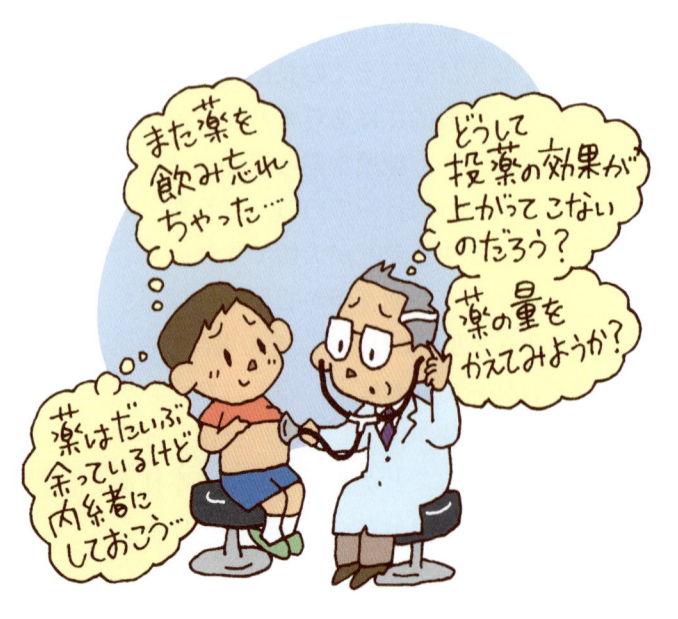

Q10 飲ませ方の工夫について教えてください。

A10 薬を飲ませるときには「これを飲んだら元気になるよ」、「これを飲んだらゼーゼーしなくなるよ」と飲む理由を簡単に明るい表情で説明します。怖い顔をして「いいから早く飲みなさい」と険悪な雰囲気を作らないことも大切です。飲み終わったら「よしできた!」と、あっさり褒めることも有効です。「これを飲んだらこれをあげる」、「これを飲んだら○○をしてあげる」と保護者が必死になると「○○してくれたらお薬を飲む」と、反対に子どもから条件を出される原因になることもあるので要注意です。

Q11 β2刺激薬は何回も吸ってはいけないといわれましたが、どのように使えばよいですか?

A11 自宅でβ2刺激薬を吸入する場合、2時間以上間隔を空ければ、一晩で3回程度使用しても問題ありません。ただし、吸入後30分以内で再び呼吸困難が生じる場合は、自宅での治療は限界がありますので、すぐに医療機関を受診しましょう。

Q12 かぜをひいたときに飲んでよい薬、悪い薬はありますか?

A12 「かぜをひいたけれど病院に行くほどではない」と考えて、市販薬を飲ませることはよくあります。
ところが、治療薬を定期的に飲んでいる場合は、市販薬との飲み合わせによる

第3章 治療の基本

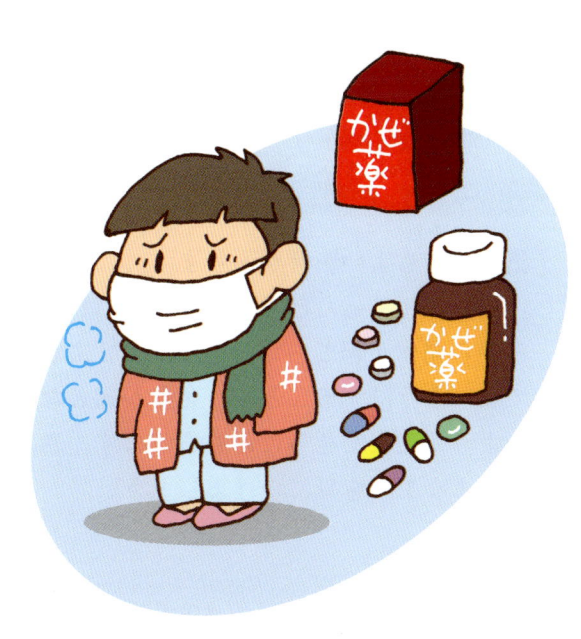

副作用が起ったり、薬の効き目が強くなり過ぎたりするなどの困った状態が起こることがあります。市販のかぜ薬や咳止めシロップの中には、治療薬と同時に飲んではいけない成分があることを知っておきたいものです。

たとえば、咳止めの市販薬でよくみかける「エフェドリン塩酸塩」、「麻黄」、「キサンチン系薬」はテオフィリンと合わせて飲んではいけません。また、市販の解熱鎮痛剤に含まれる「アスピリン」は、アスピリンぜんそくの人は飲んではいけません。できれば市販薬を買わず、かかりつけ医を受診しましょう。

どうしてもやむを得ない場合は、薬剤師のいる薬局で、治療薬を飲んでいることを説明して相談に乗ってもらい、購入しましょう。また、卵白由来の成分である「リゾチーム塩酸塩」は、消炎酵素剤としてさまざまな市販薬に使われています。卵アレルギーの人は要注意です。

Q13 ぜんそくのある子どもの予防注射、ワクチン接種はどのように考えればよいですか？

A13 ぜんそくがあるだけなら、とくに問題なく予防接種はできます。ただし、以下の場合は、皮内反応をテストしてから接種するのが望ましいとされています。

・卵白に対して強いアレルギー（RASTスコア5～6）、アナフィラキシーショック*を起こす人などが、インフルエンザワクチン、黄熱ワクチンを接種する際
・繰り返し接種が必要な予防注射（日本脳炎、ポリオ、百日咳、ジフテリア、破傷風）で、以前にアナフィラキシーショックを起こした人
・エリスロマイシン、ゼラチンなどで以前にアナフィラキシーショックを起こした人

*アナフィラキシーショックとは…アレルゲンを吸引、接触、摂取したときに短時間で複数の臓器に症状が起こる状態。呼吸困難、血圧低下、意識消失などが見られる。

ホクナリンテープの用途の混乱

ホクナリンテープは、コントローラーとして位置づけられている貼付薬ですが、処方されている状況を見ると、「かぜで咳が出てきたとき」、「ぜんそくの発作が起こったとき」というように貼るタイミングを指示されている場合が多く、リリーバーとして処方されている実態があるようです。しかし、発作止めとして使うには即効性がないものなので、日常管理ではどのように扱ったらよいのか、患者の側から処方医に質問したいものです。

家庭でできることを身につけよう
―日ごろの備え、予防、発作の対処など―

　発作が起こったときに、本人と家族が協力して有効な呼吸法を実行したり、楽な姿勢をとったり、ひっかかった痰を吐き出す工夫を実行することは、薬を使うのと同じくらい大切です。薬の効果を助けるだけでなく、治そうとする子どもの気持ちにもよい影響があります。

　発作が起こったときだけでなく、日ごろから発作が起こったときに備えてあわてないようにすることや、発作が起きないように工夫できることもあります。さまざまな工夫を身につけましょう。

表11　発作が起きたときにあわてないように準備しておくとよいこと

常備薬	発作時の気管支拡張薬は、かかりつけ医から処方してもらい常備する。
受診時の準備	保険証や診察券のほかに、いつも必要になるものを準備しておく。 （ビニール袋、タオル、ティッシュなど、自分がいつも持って行くもの） 吐いたり、汗をかく場合は着替えもセットしておくと便利。
呼吸法の練習	口を閉じて鼻から空気を吸い、お腹を膨らませ、口を軽く開けてゆっくり深く吐き出す練習をする。
本人への説明	（子どもの発達に合わせた表現で） ・発作が起こったときにすべきことを伝える。 ・治療薬を正しく使うことで発作が軽くなることを日ごろから本人に説明しておく。
家族への説明	医師からの説明や指導を直接聞いていない家族にも治療の見通しや、発作時の対処を伝えておく（夜間の発作や休日の発作など、同居している家族に影響があるようなときも、患者がいわれのない非難を受けたり不愉快な思いをしたりしないように、日ごろからの説明が大事）。
日ごろのチェック	発作で受診するときに備えて不足するものはないか、ときどきチェックする。
災害時の準備	一般的な災害準備品に加えて、発作を予防する対策品あるいは発作を起こしたときに役立つものとして、飲み水、マスクなどを持ち出せるようにしておく。

用心していたのにやってしまった！早めの対処で発作にならないことも

日ごろから発作の誘因となりそうなものには近づかないようにしていても、思わぬときに困ったことに出くわしてしまうことがあります。そのようなときに実行するとよい対処法を紹介します。

早めの対処で発作にならずにすむこともあります。うまくやり過ごすことで、患者本人の自信につながることもあります。うまくいったときは「こうしたから発作が起きなかったね」、「よかったね」と声がけして、努力してうまくいったことを、本人が自覚できるように促すとよいと思います。

工夫してもうまくいかなかったときは、「○○を吸い込まないように気をつけようね」、「今度はこんなふうにしたらうまくいくかもしれないね」と、次の意欲につながるような声がけをするとよいでしょう。

● 「さあ、どうしよう」というときの対処法

⚠ 焚き火や煙草の煙を吸い込んだ

煙は喉に直接来る刺激です。気道が過敏になっているときは、煙を吸い込んだその場で咳きこまなくても、少し経って息苦しくなることもあります。

煙から離れてうがいをしたり、飴をなめたり、ぬるま湯を飲んだりして、喉のピリピリした状態を緩和させます。

⚠ コショウやトウガラシ、スパイスの強いカレーなどを食べた

喉への刺激がつらいときは、ぬるま湯、お茶や紅茶、ゼリー、ヨーグルト（アレルゲン食物となっていない場合）など、喉ごしのよいものを少量、飲んだり食べたりすると楽になります。

⚠ 砂埃（すなぼこり）を吸い込んだ

砂埃は、煙と並んで発作の引き金になりやすいものです。手や顔を洗う、十分なうがいをする、鼻をかむといった対処のほかに、ホコリがひどかったときはオリーブオイルやぬるま湯で少ししめらせたティッシュで鼻の穴の中をぬぐうのも効果があります。

⚠ 犬、猫、鳩などを触った

本人にとってアレルゲンでなければ無用にあわてる必要はありません。しかし、動物をなでたり触ったりした後に、鼻水、くしゃみ、目のかゆみが出るようなときは要注意です。石けんで手を洗い、動物を触ったときの衣類を脱ぎます。鼻や目がムズムズするときは顔を洗ったりうがいしたり、鼻をかんだりします。

子どもに動物に触れてはいけないというのは残念なことですが、触った後は手洗いやうがいや着替えなど面倒なことをやらねばなりません。保護者は、子どもにアレルギーやぜんそくをコントロールすることで、いずれ動物に触れられるようになる日が来るかもしれないことをよく話し、子どもに理解を促しましょう。

動物を触った後に必ず発作を起こす場合は、発作への対処と同時に本人が「絶対に触ってはいけない」と自覚することが重要です。本人が納得するまで、焦らずに付き合いましょう。

なお、ぬいぐるみも子どもが触れたがる玩具です。発作のきっかけになるような場合は、子どもを説得し、遠ざけねばなりません。

事前に学校や保育所・幼稚園の協力と理解を求める

　小児のぜんそく治療は、環境整備や運動療法だけではなく、薬の取り扱いなど、子どもの日常生活における体調管理を行うときには、学校や保育所・幼稚園にかかわる人々からの支援は必要不可欠なものになります。

①学校や保育所・幼稚園の先生にメモを手渡す

　学校や保育所・幼稚園でのぜんそく対策については別章（94ページ参照）で詳しく紹介しますので、ここでは家庭でできる事前対策として、学校や保育所・幼稚園にあてて作成するメモについて簡単に紹介します。

　メモに記載する基本的な項目としては**表12**の②〜⑤に挙げたようなものがあります。メモは担任が替わるたび、クラスが変わるたびに作り直し、担任に手渡します。別章で細述する「学校管理指導表」に書ききれないものをメモとしてまとめて一緒に渡すとよいでしょう。

　メモの紙のサイズをＡ４判としてあるのは、小さい紙切れでは保存されにくく、バインダーなどに綴じてもらえるようにするための工夫です。綴じられたときに文字が隠れてしまわないように、書き方も工夫します。保育所・幼稚園で連絡ノートを使っているところは、連絡ノートと同じサイズの紙にも同様のことを書いて、連絡ノートの表紙の裏に貼っておきます。

　また、学校や保育所・幼稚園の先生には、ぜんそく発作を起こした人を見たことがなくてもわかるように具体的に説明し、多くの子どもたちがいる中でもあわてずに先生たちができそうなことをいくつか例示し、日頃からていねいな話し合いをしておくことが大切です。

②子どもにも説明することが大切

　患者本人には、学校や保育所・幼稚園の先生に、発作が起こったときにどうしたらよいのか説明してあることを伝え、

表12　学校の理解を得るための準備

①担任が決まったときにＡ４判サイズの紙に下記内容をまとめて渡す
②発作が起きたときの状態を具体的に書く
③連絡先を目立つように、順位を決めて複数書く
④発作を起こしたときの対処例を具体的に書く
⑤ひと通りの対処の後、保護者の迎えを待つときなどにやってほしいことを書く
⑥日ごろからていねいな話し合いをしておく

あわてなくてもよいことを理解させます。また、先生が対処に困っているときは、子ども自身がいつも発作が起きたときにしている方法を先生に説明したほうがよいことも話します。

「先生が対処に困っているとき、あなたがしっかりするしかないのよ」と、いいたいのが実情の場合もあると思いますが、それは子どもに緊張感を与えます。たとえば「先生がわからないかもしれないから助けてあげてね」という言い方は、子どものやる気が出る表現です。

「夜間診療」は緊急時の対応 翌日にかかりつけ医を受診する

①日頃の受診で伝えたいこと

治療薬が出されている場合は、何日おきという厳格なものではなくても、一定の間隔で定期受診をしていることと思います。定期的な受診の際には、日常の様子や季節による体調の変化などをきちんと医師に伝え、お互いに何でも話し合える関係を日ごろからつくるように心がけましょう。

また、発作時の受診のタイミングや、地域の夜間・休日の診療体制について詳しく聞き、自宅のわかりやすい場所に貼り出しておきます。

②夜間診療受診の考え方

ぜんそくの発作は明け方近くに起こることが多いといわれています。また、日常のコントロールがうまくいっていても、何かの拍子にいつもと違う発作が起こってしまうこともあります。

通常の吸入に加えて、常備している頓服薬を用いても症状が落ち着かないときは躊躇せず夜間診療を受診しましょう。

その際に十分に理解しておきたいのは、「夜間診療」は緊急時の受診が前提であるため、そのときに起こった発作の対処のみが行われているということです。

夜間受診の後に症状が落ち着き、処方されている薬もまだ残っていたとしても、できれば翌日にかかりつけ医を受診し、経過を報告します。

●メモを書く際のポイント

- ●症状
  - ゼーゼー、ヒューヒュー呼吸音がする、首に力を入れて呼吸する、肩に力を入れてじっとしている、咳が止まらなくなるなど、具体的な様子を書きます。

- ●発作を起こしたときの対処法
  - 白湯を飲ませる、座った姿勢でいる、「ゆっくり呼吸しようね」、「大丈夫だよ」などの声がけをする、本人が嫌がらなければ背中に一枚何かをかけてやるなど、具体的な例を書きます。
  - 本人が薬を持っていて発作時に飲む場合は、何をどんなときに飲ませるかを書いておきます。
  - 内服薬、吸入薬、ホクナリンテープなど、持たせている薬の種類や使い方の指示を書いておきます。薬を保管している場所も書いておいたほうがよいでしょう（小・中学生は名札の裏に薬を入れていることが多い）。

- ●発作の対処後にやってほしいこと
  - 語りかける、風通しのよいところに座らせる、小さい年齢の子なら抱っこする、抱っこの年齢ではないときは隣にすわる、など本人が安心できる工夫や気分転換も有効であることを書きます。

夜中に発作が起こったら　本人ができること　付き添う大人ができること

① あわてずに子どもの様子を観察します。

- 機嫌、顔色、指先や顔の色、眼の縁や、鼻の周りの色、好んでとる姿勢、痰の絡まり方などをみます。
- 大人が不安がると子どもにその気持ちが伝わるので、大人がまずあわてないことが大事です。

② 体温を測ったり、ピークフロー値を測定します。

③ 水や白湯を飲ませます。

- お湯や水を飲むときにうまくいかずに、咳込んで吐くこともありますが、心配ありません。むしろ嘔吐に伴って痰を出せるので、その後の呼吸が楽になる場合もあります。

④ 呼吸をゆっくり深くするように声がけをします。

- （鼻がつまっていなければ）口を閉じ、鼻から息を吸い込み、お腹を膨らませます。息をゆっくり吐き、お腹をへこませていきます。
- 日ごろからこの呼吸法を練習しておくと発作時に役立ちます。

⑤ 気管支拡張薬の吸入や内服、または貼付を行います。

- 息を吐いてゆっくり吸いながら薬を吸入します。
- 息が吐けないほど、本人が混乱しているときは、内服と吸入を両方行う、貼付で薬の効果を持続させるなど、工夫します。
- 薬の効果が出てくるまでの様子を観察します。
- 吸入薬がないときは内服します。
- 同じ種類（たとえばβ2刺激薬）の内服薬と貼付は併用しません。

⑥ 発作が続くときは、もたれかかる姿勢、または上半身が45度ほど起こした姿勢で休みます。

- 上半身を起こした姿勢は仰向けに眠る状態よりも楽に呼吸ができます。
- 楽な姿勢を維持するために、枕やクッション、クッションがわりに折りたたんだタオルケットなどを活用します。

第3章 治療の基本

※コピーしていつでも見られる場所に貼っておきましょう。

⑦ 本人が寒くないように衣類などで温かくして室内の換気をします。

- 軽い発作のときは、新鮮な空気を吸いに外に出ることや、近くをドライブすることも気分転換を兼ねて効果があります。

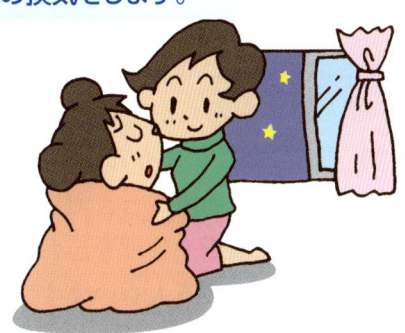

⑧ 手の平でさすったり、タッピングします。

- ゼロゼロと痰がひっかかって行ったり来たりしているような音がするときは、手の平をおわんを伏せたような形にして、胸の中央部分やわき腹をリズミカルにポンポンと下から上にたたきます（タッピング）。何回かやっていると痰がとれることがあります。
- 背中はドンドンたたくのではなく、ゆっくりさすります。本人の気持ちが落ち着くのに役立ちますし、発作で緊張してカチカチになった体を和らげる手助けになります。

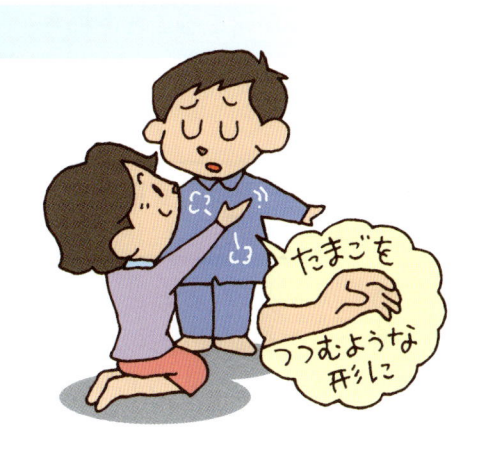

たまごをつつむような形に

⑨ 抱っこ

- 背中を冷やさないように抱っこしたり、本人の不安が強いときに抱っこします。
- 大人が子どもの椅子になるようなかっこうで、大人の足の間に子どもを座らせ、大人のお腹に子どもが背中を預けるようにすると、長時間の抱っこの負担が軽減されます。

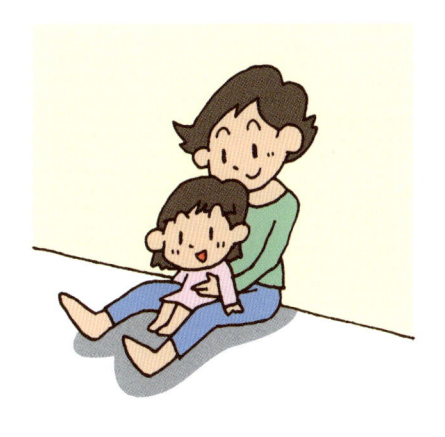

ぜんそくのコントロールはできていますか

　発作が起きたり起きなかったり、調子がよいときはいいけど悪いときは悪い。「それがぜんそくなんだから、どうせ治らない」とあきらめていませんか。

　発症から数年間経過すると、漫然と薬を飲んでいたり、治療や管理を忘れがちになってしまったりする人もいます。

　何事もなく元気であればよいのですが、わずかな刺激で発作が起こることを繰り返しているなら、あなた自身の生活の振り返りが必要です。

些細なことで発作を起こすなら治療の見直しが必要

　タバコの煙、気温の変化など、もともと発作の引き金になるようなものでも、日常のぜんそくコントロールが十分に行えているときは、それだけで発作を起こすことはありません。些細なことですぐ発作につながるときは、日ごろのコントロールを振り返ってみます(表13)。

　まれな例ですが、頻繁に発作を起こしているのに、リリーバー(発作止めの薬)のみ処方してコントローラー(長期管理薬)を処方しない医師もいます。

　このような治療では発作を抑えることはできても、わずかな刺激に過敏に反応してすぐに発作が起きてしまう悪循環を断ち切ることは困難です。次の発作を起こさないためには長期管理薬による治療や日常の管理が必要です。

　リリーバーのみ処方されている場合は「きちんとぜんそくの管理をして発作が起きないようにしたい」ことをかかりつけの医師に相談してください。また、家庭における環境整備の方法など、患者や

表13　こんな状態が続くときは治療の見直しを

状　態	対　策
少しの運動負荷で発作を起こす	・予防的対策や治療の3本柱が十分に行われていないため、治療を見直す
発作が月に数回以上起きる	・かかりつけ医と相談して長期管理薬を見直す ・アレルゲン除去などの環境整備ができているかを見直す
時間外、夜間の受診が続く	・ぜんそく発作は昼間より夜間のほうが重くなるので、昼間に咳やゼーゼーを認めた場合は、早めにかかりつけ医を受診する ・時間外、夜間の診療では、長期的展望を持った治療が受けにくく、その場の対処が中心になる。長期管理の視点に立った治療のためにも、夜間受診の後も必ずかかりつけ医を受診する

第3章 治療の基本

家族が知っておきたい知識についても質問し、よく話し合ってください。

> **健康管理を続けることで さらに発作は起きにくくなる**

発作が起きる回数が減って、内服薬や吸入薬の処方量も減ってくると、なんとなく安心してしまいます。しかし、そこで油断しないで発作がないときの健康管理を継続的に行うことで、さらに発作は起きにくくなります(**表14**)。

初めての発作や重症な時期の発作・治療は本当に大変だと思います。けれども、小児のぜんそくは、粘り強い日常のコントロール(環境整備、運動療法、薬物療法)で、必ずよりよい方向に向かいます。

多くの人は、数年に一度発作は起きますが、日常のほとんどは困難な状態がない「寛解」に向かいます。何年経過してもまったく発作が起きない「治癒」に向かうことが理想かもしれませんが、何割かの人は「寛解」のまま、推移することがあります。

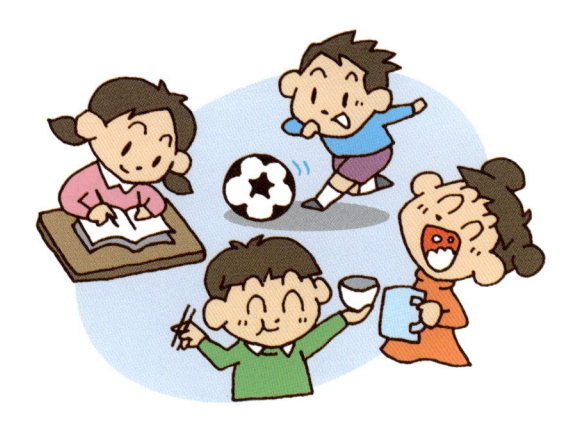

ぜんそくは慢性疾患として、数年かけて患者本人と家族がともに取り組まなければならない病気です。薬を飲んだり吸入したりするだけでなく、運動や体温調節など日常の行動も「ぜんそくコントロール」の観点からは、大変役立つものとなります。

家族の協力はもちろん重要ですが、それ以上に患者自身が積極的に「ぜんそくコントロール」について理解し、意欲的に取り組むことが大切な意味を持ちます。

表14　発作がないときの健康管理(例)

適度に運動する	・さまざまな基礎体力をつける習慣を身につける ・発作が起こっても重症化しない、回復力につながる
便通を整える	・繊維質の多い食物を食べる、暴飲暴食をしない、消化のよい食生活への転換 ・頭痛、便秘などはぜんそく治療薬の使用によって副次的に起こることもあるので、薬の量を調節してもらう
早寝早起き	・生活リズムを身につける
治療薬	・定期吸入を指示されているときは忘れずに実行する
ピークフローの記録	・ピークフローの記録を行っている人は忘れずに実行する

コントロールできていますか？

　ぜんそくの治療の内容は、日ごろの発作の回数や大きさを目安に決まります。今のぜんそくの治療が合っているかどうかを下の表で確かめてみましょう。朝方だけ咳をするくらいの症状も、1週間も続いたら弱いぜんそくかもしれません。

　また、環境（ダニ・ホコリなど）・かぜ症状・天候など、発作を起こさせるものをチェックして、ふだんの生活の中で気をつけてセルフケアをしていきましょう。

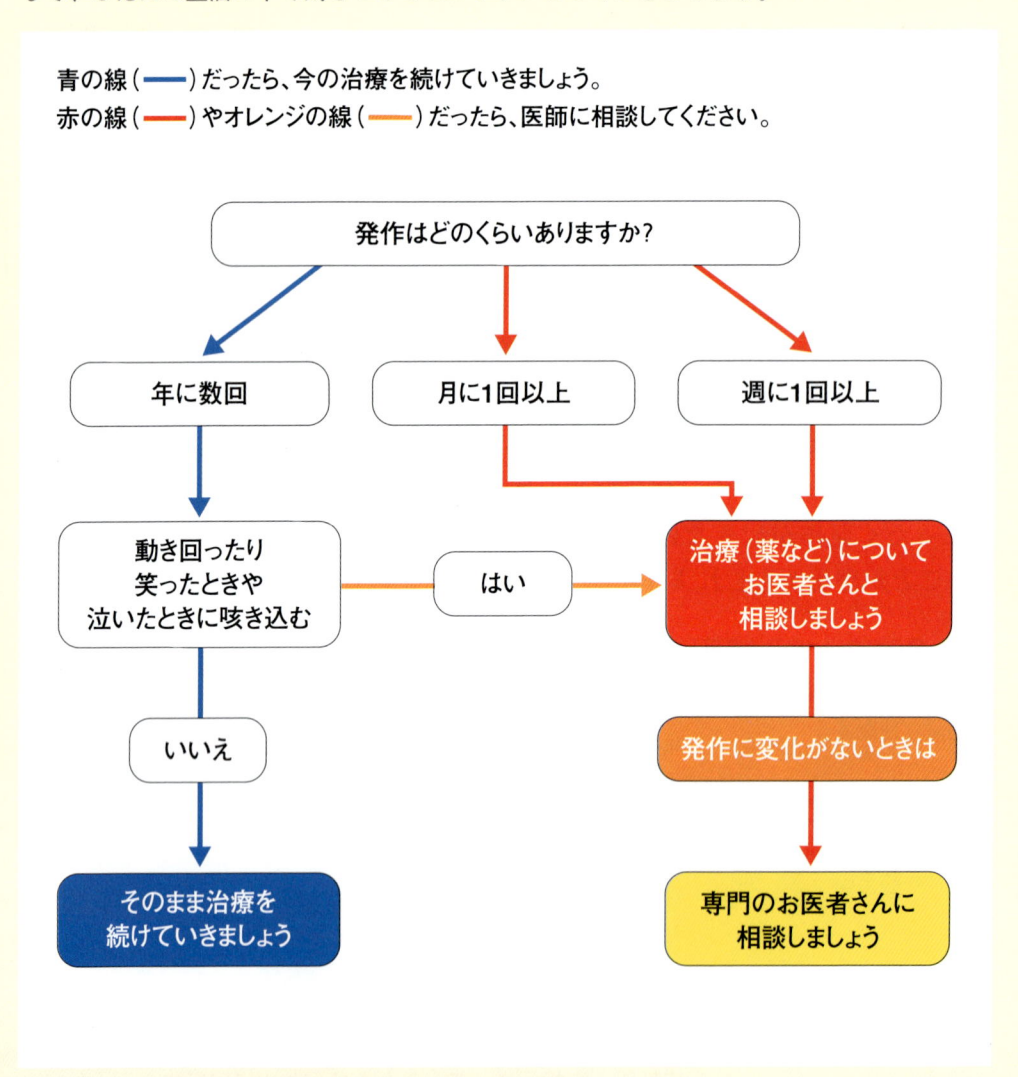

青の線（———）だったら、今の治療を続けていきましょう。
赤の線（———）やオレンジの線（———）だったら、医師に相談してください。

発作はどのくらいありますか？

- 年に数回
  - 動き回ったり笑ったときや泣いたときに咳き込む
    - はい → 治療（薬など）についてお医者さんと相談しましょう
    - いいえ → そのまま治療を続けていきましょう
- 月に1回以上 → 治療（薬など）についてお医者さんと相談しましょう
- 週に1回以上 → 治療（薬など）についてお医者さんと相談しましょう

治療（薬など）についてお医者さんと相談しましょう → 発作に変化がないときは → 専門のお医者さんに相談しましょう

第3章 治療の基本

発作を起こさせるものをチェックしてセルフケアをしましょう

環境は大丈夫ですか?

- 掃除をしてダニやホコリを減らしましょう。
- 毛のある動物は室内でできるだけ飼わないようにしましょう。
- タバコの煙はよくありません。おうちの人に協力してもらいましょう。
- 布団の上で飛んだり跳ねたりするのはよくありません。ホコリを増やすようなことは避けましょう。

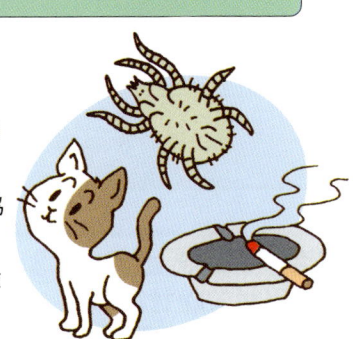

かぜはひいていませんか?

- 早めに病院へ行ってかぜを治しましょう。
- 秋にはインフルエンザの予防接種をしましょう。
- 外から帰ったらうがいや手洗いをして、かぜを予防しましょう。

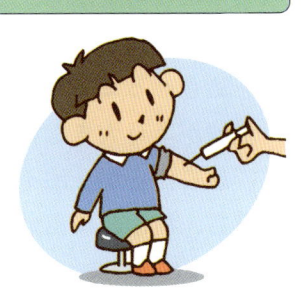

天気に気をつけましょう

- 台風が来る前や雨が降る前には、注意しましょう。

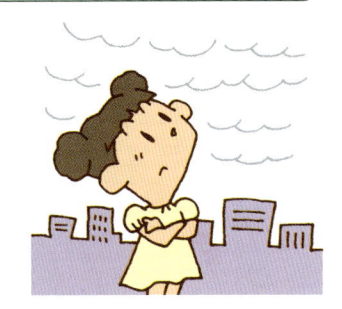

第4章 家庭で行うセルフケアが大切！
自分で積極的に治す気持ちを持とう

治療が大きな効果を上げるためには、患者自らが治療に参加し、積極的に治していこうとする気持ちを持つことが大切です。ここでは、自分でぜんそくを管理するための「セルフケア」の方法について具体的に紹介します。

ぜんそくのセルフケアって何？

大きな治療効果を上げるにはセルフケアが欠かせない

気管支の慢性的な炎症を鎮める抗炎症治療が行われるようになってから、ぜんそく治療も効果を上げ、大半の患者が普通に暮らすことをめざせるまでになりました。しかし、治療がより大きな効果を上げるためには、患者自らが「治そう」という気持ちを持ち、積極的に自分でぜんそくを管理する――つまり、セルフケアに取り組むことが大切です。

ぜんそくセルフケア3点セット

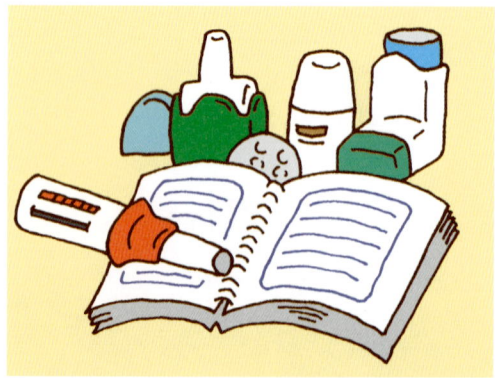

ピークフローメーター、ぜんそく日誌、治療薬はいつも身近な場所に！

セルフケアをうまく行うためのポイントとは？

「ぜんそくを治そう」という積極的な気持ちを持つうえで、患児も保護者も**表1**のようなことを、まず心得ておく必要があります。

また、治療にあたる医師は、一人ひとりの患児に合わせた指導で、ぜんそくの子どもたちが「自分はやれる」という自信を持てるように支援することを心がけています。ですから、患者側も医師とのパートナーシップを良好に、自分の病気を理解しようとする気持ちを持つことが大切です。保護者は、ふだんから病気のこと、セルフケアの方法などについて、子どもとしっかり話し合い、積極的に治療しようとする子どもの姿勢を育てていきたいものです。

しかし、残念なことに、発作が起きたときは病院を受診して医師の指示を守っていても、発作が治まり「長期的な治療に入ろう」という段階になると、最初の

うちは「発作を起こさないようにしよう」と頑張るものの、しばらく発作がないと「もうやめてもいいだろう」と勝手に治療をやめてしまう子どもたちや保護者がたくさんいます。

そこで、くじけないで、自分でぜんそくを管理していくことが「セルフケア」なのです。そして、繰り返しになりますが、セルフケアをうまく行うことで、ぜんそくの治療効果をさらに高めていくことができるのです。

では、どうすればセルフケアはうまく行えるのでしょうか。そのポイントとしては**表2**のような項目があります。次ページより、それぞれのセルフケアの具体的な方法について解説していきますので、ぜひ参考にしてください。

表1　ぜんそくを治す心得5つのポイント

①ぜんそくの病態をよく理解し、ときに死ぬこともある病気だという認識を持つ。

②薬の役割や使い方をよく知り、発作止め薬・β2刺激薬を的確に使用する。

③長期管理薬の服用を怠らない。

④発作が起きたときだけの救急受診は、ぜんそく死の危険を高めるという認識を持つ。

⑤「きちんと治療すれば治る」という治療への見通しを持つ。

表2　セルフケアをうまく行うための心得5つのポイント

①ぜんそくの基本的な病態や薬の役割を理解する。

②自分のアレルギーの原因である危険因子をコントロールし、発作を起こさないように、ふだんから予防に努める。

③セルフモニタリング(ピークフローメーター、ぜんそく日誌など)で自分のぜんそくの状態を理解する。

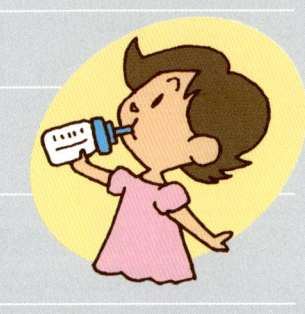

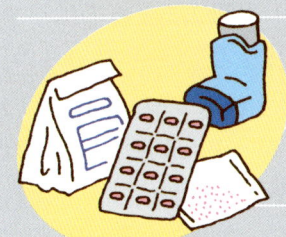

④頓服(症状が出たときに使う薬)、発作時や症状のひどいときに一時的に服用する薬の使い方や、薬の増やし方などを聞く。

⑤発作が起きたときの対応を、事前に決めておく。

発作を起こさない環境整備に取り組もう

子どものぜんそくに影響する保護者のタバコはやめよう

　セルフケアでは、発作を起こさせる危険因子を取り除くことが大切です。家の中で注意したいのは、まず「喫煙」です。

　本人の喫煙はもちろんのこと、受動喫煙も含めて避けることが必要です。マンションのベランダなどでタバコを吸う人を"蛍族(ほたるぞく)"などといいますが、外でタバコを吸うのであれば、子どものぜんそくに影響はないと思っていませんか。保護者がタバコの有害物質を体につけて、あるいは肺の中に蓄えて、家に中に入ってくるだけでも室内は汚染されます。

　また、保護者がタバコを吸っていると将来、その子どもの喫煙を促すことも指摘されています。タバコの有害物質は、ぜんそくだけでなく肺がんなどのリスクを高めることもわかっています。ぜんそくの子どもがいる家庭では、何よりまず、保護者がタバコを止めること、吸わないことが大切です。

気密性が高い室内ではダニ対策をしっかりと

　次に、問題になるのが「ダニ」です。ダニの死がいは子どものぜんそくを引き起こす一番の原因になります。

　かつての日本家屋は冬に寒く、夏は暑いのが当たり前でした。ダニは夏に増えても秋には死んでいました。ところが最近は一年を通じてダニが増えています。

　気密性が高い室内や、冷暖房によって四季を通じて快適な室内環境は、子どもたちだけでなく、ぜんそくの発作を起こさせるダニにとっても住み心地のよい環境になっています。掃除、洗濯、布団の手入れなどをしっかり行うことで、ふだんの生活の中から効率よくダニを減らしていきましょう。

原因アレルゲンの8～9割はチリダニ

　小児ぜんそくの原因アレルゲンの8～9割は、家の中にいる「チリダニ」だといわれています。

　チリダニは体長1mm以下の非常に小さな生き物で、室温25℃前後、湿度75％前後のときに最も多く繁殖します。

　チリダニが多くいる場所はカーペットやたたみ、とくに多いのが寝室や布団の中です。

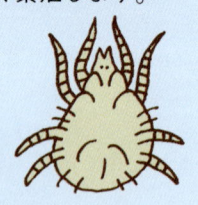

カーペットやたたみ、布団はこまめに掃除機をかける

　室内環境の中で問題になるのは、まずダニの"温床"となる「カーペット」や「たたみ」です。できればフローリングの床が望ましいですが、それが難しい場合は、念入りに掃除機をかけましょう。徹底的な対策をすることでダニなどのアレルゲ

環境整備のポイント

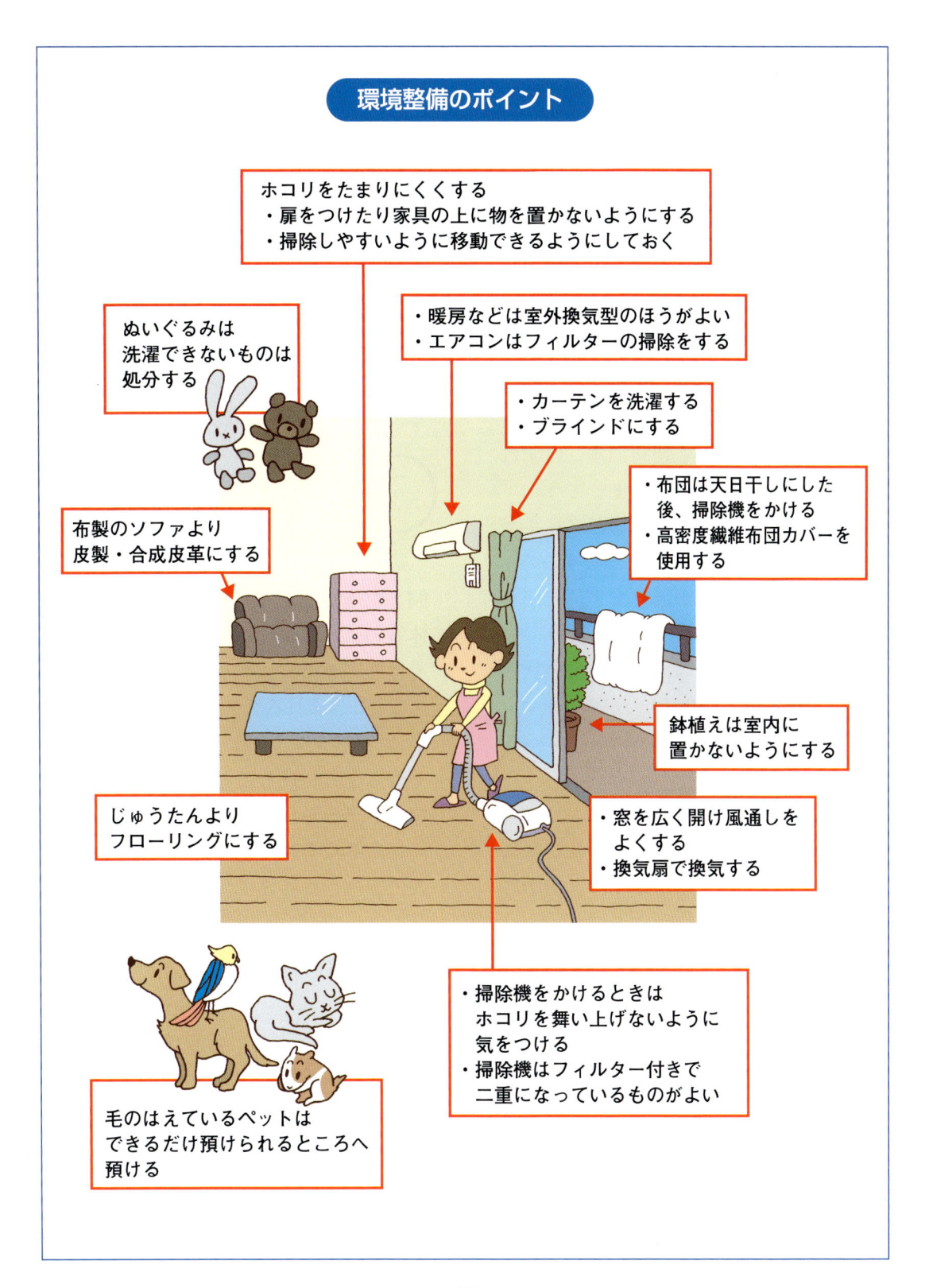

- ホコリをたまりにくくする
  - 扉をつけたり家具の上に物を置かないようにする
  - 掃除しやすいように移動できるようにしておく

- 暖房などは室外換気型のほうがよい
- エアコンはフィルターの掃除をする

- カーテンを洗濯する
- ブラインドにする

- 布団は天日干しにした後、掃除機をかける
- 高密度繊維布団カバーを使用する

ぬいぐるみは洗濯できないものは処分する

布製のソファより皮製・合成皮革にする

じゅうたんよりフローリングにする

鉢植えは室内に置かないようにする

- 窓を広く開け風通しをよくする
- 換気扇で換気する

- 掃除機をかけるときはホコリを舞い上げないように気をつける
- 掃除機はフィルター付きで二重になっているものがよい

毛のはえているペットはできるだけ預けられるところへ預ける

ンを減らすことができます。

　また、布製のソファを使うことも極力避け、カーテンやぬいぐるみも水洗いできるものを選びましょう。

　殺虫剤でダニを減らすこともできますが、あまり効果はなく、かえって気道への刺激になってしまうことがあるので、室内──とくに子どもの布団などで使うことは避けるべきです。

　布団はよく乾燥させ、1週間に1回はカバーの表面から掃除機をかけましょう。布団乾燥機を使うのも便利です。いずれも換気を心がけながら使いましょう。

　また、ダニの死がいや糞などアレルゲンになるものは洗えば流れてしまうので、布団の丸洗いも効果があります。布団を洗った後は、よく乾燥させましょう。布団カバーの中にもダニを防ぎ、よい状態を維持できる防ダニ用のものがあります。

家具の配置にも一工夫　空気の通り道をつくる

　掃除をしてもすぐに室内のあちこちにたまってしまうチリやホコリは、空中に浮かんでいた「ハウスダスト」が落ちてたまったものです。この中には、目に見えなくてもダニの死がいや糞などがたくさん混じっています。

　ホコリがたまらないように、家具の配置にも工夫が必要です。家具は壁にくっつけずにすきまをあけ、部屋全体に空気の通り道をつくります。掃除をするときはもちろんふだんから換気を行い、ダニの温床にならないよう湿度と温度を下げるように心がけましょう。

ぜんそくを誘発するため　ペットは避けたほうが無難

　最近、マンションなどで室内ペットを飼う家庭が増えていますが、アレルギー体質の子どもがいる家庭では基本的には避けるべきです。ペットの毛や唾液、フケなどに含まれるタンパク質（アレルゲン）が「ハウスダスト」として空気中を舞い、それらを吸い込むことでぜんそくの症状などが出るからです。

　ぜんそくを誘発する動物の種類は、個人によりさまざまで、症状の程度も異な

布団や床に掃除機をかけるときの目安

●布団
- 1週間に1回
- 寝具類の表と裏の両面に！
- 1m²につき20秒以上の時間をかける
- 寝具専用ノズルを使うと効果アップ

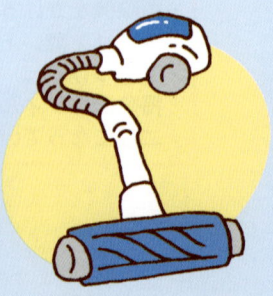

●床
- 寝室の床はできるだけ毎日
- 3日に1回は1m²につき20秒以上の時間をかける
- カーペットやじゅうたんの部屋はとくに念入りに！

＊年に1回、梅雨明けごろに部屋の大掃除を！（その年のチリダニ増殖のピークを抑えられる）

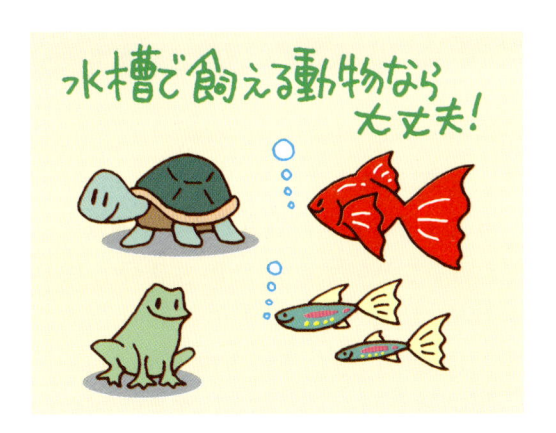

りますが、接触する機会が多い動物の中では、猫やハムスターがとくに強い反応を起こしやすいとされています。

ただ、アレルギー体質の人すべてが動物と接触することで反応するわけではありません。血液検査で動物のアレルゲンに反応が出ていても、実際に触ると症状がほとんど出ない子どももいます。そのため、子どもに強くせがまれたときに「絶対にダメ」と言い切ることができず、悩む保護者もたくさんいます。

ペットを飼うときに注意したいこと

動物を飼うことは、子どもの情緒的な成長を促すなどの効果もありますから、「どうしても飼いたい」という場合には、まず血液検査を行い、動物のアレルゲン反応が出ないことを確かめましょう。

ただし、アレルゲン反応が出なくても動物に噛まれたり引っ掻かれたりして重い症状（アナフィラキシーショック）を急激に引き起こすこともありますから、十分な注意が必要です。また、飼い始めたときは大丈夫でも、飼っているうちにその動物のアレルゲンに反応し、アレルギーを発症することがしばしばあります。

実際に飼う場合は、「なるべく家の中に入れない」、「動物がいる部屋を決めておく」、「動物を定期的に洗う」などの工夫も必要です。

外出時の思わぬ「落とし穴」花火や線香の煙も要注意！

アレルギーの原因となる危険因子に気をつけていても、外出時などには思わぬ「落とし穴」があります。たとえば、温泉地の火山性ガス、町中ではあまり見かけない焚き火やキャンプファイアーの煙、夏の花火大会、家族で行う花火、法事のお線香の煙などにも注意が必要です。

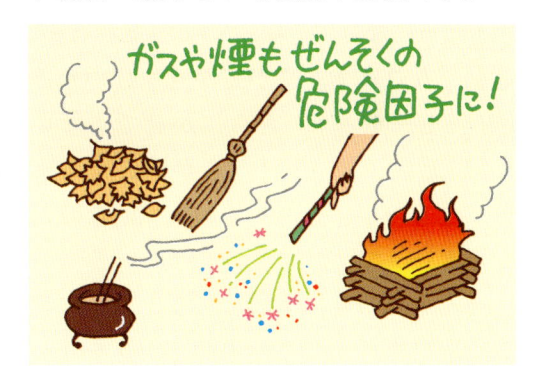

悪天候が発作を起こすことも天気予報に気をつけよう

天気が悪くなると発作が起きることがあらかじめわかっている場合には、天気が崩れる前に発作止め薬（β_2刺激薬）を吸入しておくと、発作を起こさなくてすむことがあります。ふだんから天気予報にも気をつけましょう。

ふだんから発作の予防に努めよう

かぜをひかないように
ふだんから体調の管理を

　ぜんそくの多くは、かぜなどの感染症に誘発されて発症するケースが大半です。冬には保育所や幼稚園で風邪が流行します。そうしたウイルスに感染すると気管支が敏感になり、さらに治りかけたころに登園して、また感染するということを繰り返していると、気管支の炎症状態が続くことになります。

　そのうちにかぜの治りかけで少し「ゼーゼー」が始まり、再びかぜをひくと長引くようになり、それとともに「ゼーゼー」も強くなります。やがてかぜをひいた途端に「ゼーゼー」、さらにかぜでもないのに「ヒューヒュー」と音が聞こえるようになるのが、ぜんそくの典型的な発作のパターンです。

　ぜんそくの発作を起こさないようにするためにも、ふだんの生活でかぜをひかないように体調の管理に気をつけることが大切です。

運動することにより
ぜんそくが誘発されることも

　子どもの日常生活でしばしば問題になるのが「運動誘発ぜんそく」です。運動誘発ぜんそくは、運動時の呼吸が速く深くなることで気管支の水分が失われて乾燥し、同時に熱が奪われることが刺激になって起こります。

　ぜんそくが最も誘発されやすい運動は、「走る」ことです。逆に最も誘発しにくい運動は「水泳」といわれており、体力をつけるのに適しています。

　運動誘発ぜんそくがあっても、運動する前に発作止め薬（$\beta 2$刺激薬）を吸入したり、十分なウォーミング・アップを行ったりするなど、予防しながら運動を続けていくと、運動誘発ぜんそくは次第に起きにくくなることがわかっています。

　また、運動を続けることで、体の中に酸素を取り込む量が増え、強い運動をしたときの呼吸量など、心肺機能がアップします。それにより、同じ心拍数でも、より強い運動が少しずつできるようになり、運動誘発ぜんそくも起こりにくくなります。

「走っては休む」など
発作を起こさない工夫がある

　本来は、長期管理薬の量を調整し、吸入量を増やすなどの治療を行い、運動をしても発作が起きないようにすることが最良の方法ですが、治療がうまくいくまでの間、どうしても発作を起こしてしまうことがあります。そのときは運動の種類、時間、強さを加減します。

　また、朝のピークフロー値（81ページ参照）からも発作の予防ができます。この値が低いときは、あらかじめ薬を飲んでから運動を始めます。

そして、運動を始めるときは、最初から激しい運動をせず、ウォーミング・アップをしっかりと行い、少しずつ体を慣らすことが大切です。寒いときには外気温が気管支に刺激を与え、ぜんそくが誘発されるおそれがあるため、マスクを着用して運動を始め、気管支が外気温に慣れてきたら外すという方法もあります。また、走るときも「走っては休む」ことを繰り返すと、発作は起きにくくなっていきます。

このような対応を、学校の先生にきちんと説明し、また「一人だけ特別扱いされている」と誤解されないように周りの友だちにもきちんと説明し理解してもらうことが大切です。

運動誘発ぜんそく発作の対応を決めておこう

一方で、運動誘発ぜんそくの発作が起きてしまったとき慌てないように、対応を事前に決めておくことも必要です。運動中に発作が起きたら、すぐに運動を中止し、腹式呼吸で呼吸を整え、水分を少しずつ摂りながら、楽な姿勢で休みます。

運動誘発ぜんそくの発作は、起こってから5分後くらいがピークで、10～15分経つとたいていは治まりますが、症状が改善しなかったり、息苦しさが続いたりするときは、気管支拡張薬を吸入します。さらに、それでもよくならない場合は、速やかに医療機関を受診しましょう。

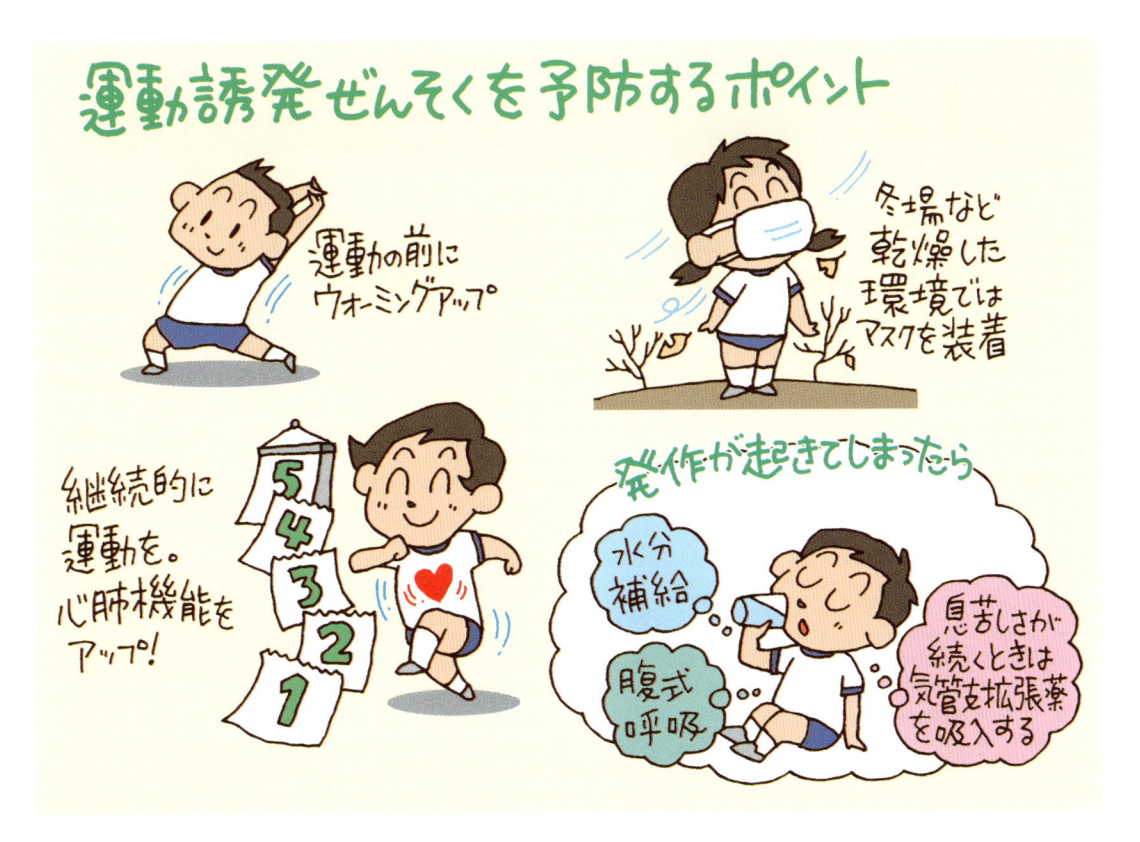

運動誘発ぜんそくを予防するポイント

- 運動の前にウォーミングアップ
- 冬場など乾燥した環境ではマスクを装着
- 継続的に運動を。心肺機能をアップ！
- 発作が起きてしまったら：水分補給、腹式呼吸、息苦しさが続くときは気管支拡張薬を吸入する

セルフモニタリングで状態を知ろう

「ピークフローメーター」でぜんそくの状態を自分で確認

自分のぜんそくの状態を知る「セルフモニタリング」には、この本で何度も出てくる「ピークフローメーター」と呼ばれる医療器具を使います（80ページ参照）。最大の力で息を吐き出したときの息の強さを計測するもので、図1の手順で、誰でも簡単に自宅で測れます。

ピークフローの数値を計測することにより、自分のぜんそくの状態を「何とな

図1　ピークフローの測り方

1 立った姿勢で測る
どうしても立てないときは、そのときの姿勢を記録しておきましょう。

2 まず針（マーカー）が止まるまで引き下げる
針が目盛りの最低の位置にあるかを確認しましょう。

3 メーターを絵のように持つ
目盛りに指が触れると、針（マーカー）が動かなくなるので注意しましょう。

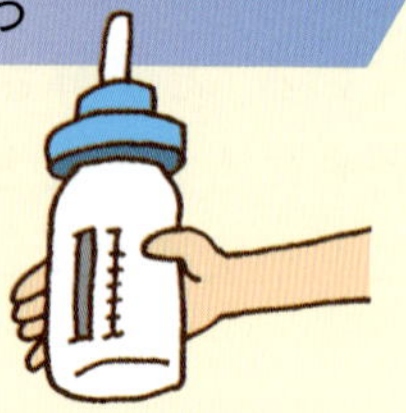

4 大きく息を吸い込んで、マウスピース（口をつけるところ）をくわえる
これ以上吸い込めなくなるまで、いっぱいに息を吸って、口（唇）の横から空気がもれないようにくわえましょう。

5 力いっぱい息を吐き出す
息を吐く速さが大切。最後まで息を吐き切る必要はありません。本来の数値より高く出てしまうこともあるため、舌を使って「トゥー」と吹いたり、のどを使って「カー」と吹いてはいけません。

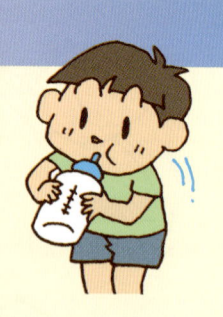

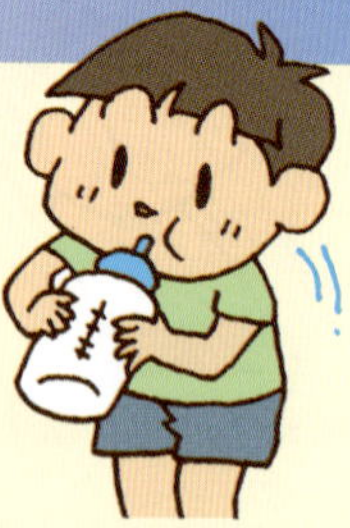

6 針の止まった目盛りをチェック
針（マーカー）に触れないように注意しましょう。目盛りと目盛りの中間に止まっている場合は、近いほうの目盛りをメモしましょう。

7 2〜6の順にもう2回くり返す
合計3回行ったうち、一番高い数値がそのときのピークフローの数値です。

8 「ぜんそく・ピークフロー日誌」に記録
いつ測った数値なのかわかるように必ず記録しておきましょう。

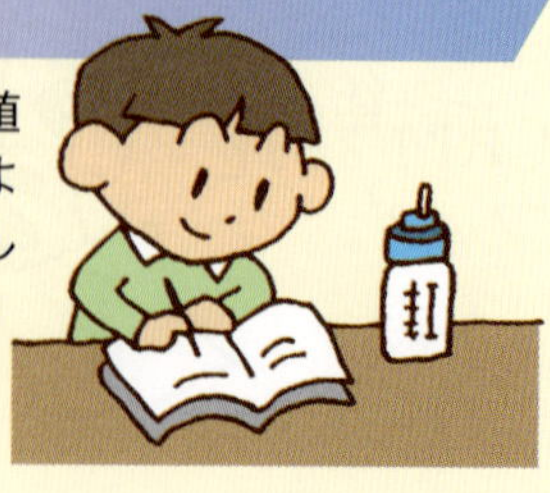

く調子が悪い」ではなく、「いつもなら300の目盛りまで吹けるのに、今日は250しか吹けない」などと客観的な数字でみることができます。

後で述べる「ぜんそく日誌」にはピークフローの標準値の表が載っていて、男女、身長、年齢別に、標準ではどれくらい吹けるかがわかるようになっています。

ピークフロー値は、ふだん調子がよいときから測定し、自分の自己最良値を知っておくことが大切です（図2）。

なぜなら調子が悪くなったときに自己最良値を目安に、そこから何％くらいの範囲で、数値が変動しているのかをみることによって、ぜんそくの状態を判断することができるからです（図3）。

図2　ピークフロー値から自己最良値を求める

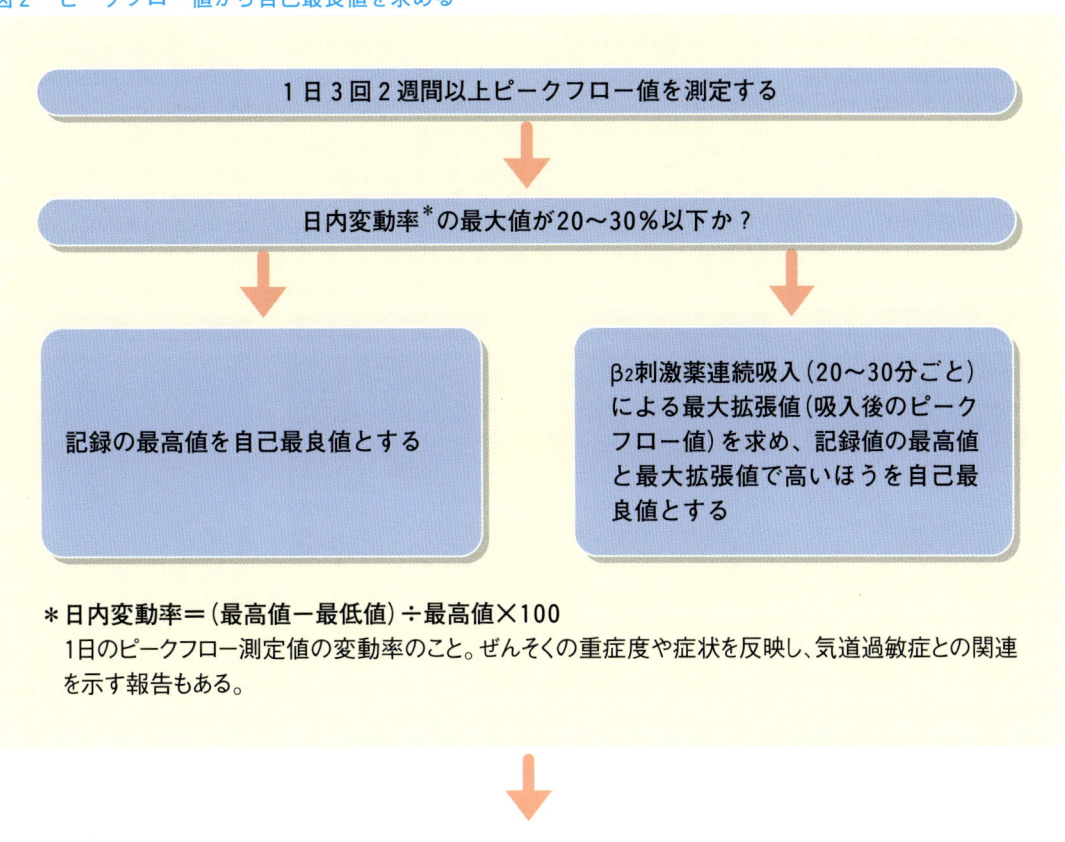

1日3回2週間以上ピークフロー値を測定する

↓

日内変動率＊の最大値が20〜30％以下か？

↙　　　　　↘

記録の最高値を自己最良値とする

$β_2$刺激薬連続吸入（20〜30分ごと）による最大拡張値（吸入後のピークフロー値）を求め、記録値の最高値と最大拡張値で高いほうを自己最良値とする

＊日内変動率＝（最高値−最低値）÷最高値×100
1日のピークフロー測定値の変動率のこと。ぜんそくの重症度や症状を反映し、気道過敏症との関連を示す報告もある。

↓

図3　自己最良値からわかる「ぜんそくの状態」のめやす

グリーンゾーン	イエローゾーン	レッドゾーン
100％〜80％	80％〜60％	60％以下
ぜんそくはほとんどなく、安全な状態	夜の発作や運動時に注意が必要	安静にしていても、ぜんそく症状あり

主なピークフローメーターの一覧

現在、さまざまな種類のピークフローメーターが市販されています。価格帯は税込みで1500〜4000円程度。入手方法など詳細については、かかりつけ医もしくは各取扱・販売元までお問い合わせください。

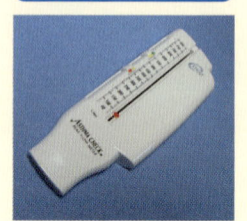

アズマチェック®
〈測定範囲〉60〜800L/min
〈重量〉約56g
〈おもな特徴〉小型で軽量。可動式のゾーン管理用カラーマーカーを装備。
〈取扱・販売元〉C,E

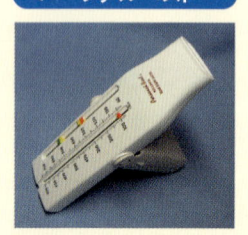

パーソナルベスト®
〈測定範囲〉
小児：50〜390L/min
成人：60〜810L/min
〈重量〉85g
〈おもな特徴〉計測時は持ち手となる専用ケース付き。ゾーン管理用ゾーンポインター装備。
〈取扱・販売元〉C,E

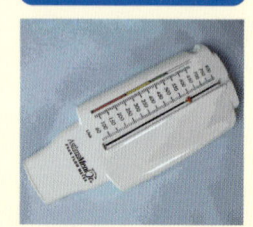

アズマメンター®
〈測定範囲〉60〜810L/min
〈重量〉70g
〈おもな特徴〉ダイヤル調整にて自己最良値に対するカラーゾーンが簡単に設定できる。
〈取扱・販売元〉E

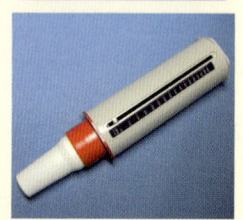

ミニライト®
〈測定範囲〉
小児：30〜400L/min
成人：60〜800L/min
〈重量〉小児：54g　成人：74g
〈おもな特徴〉世界で最初に製品化され、最も多く使用されている。
〈取扱・販売元〉A

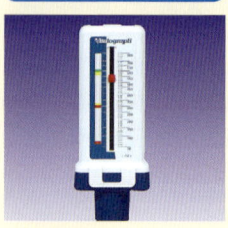

アズマプランプラス®
〈測定範囲〉50〜800L/min
〈重量〉74g
〈おもな特徴〉可動式のゾーン管理用カラーゾーンを装備。
〈取扱・販売元〉D

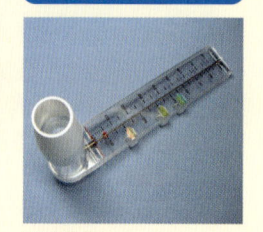

アセス®
〈測定範囲〉
小児：30〜390L/min
成人：60〜880L/min
〈重量〉74g
〈おもな特徴〉見やすい縦型。ゾーン管理に便利なゾーンクリップが付属。
〈取扱・販売元〉C,E

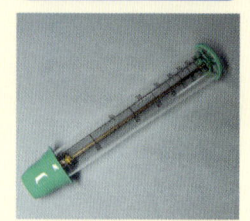

トルーゾーン®
〈測定範囲〉60〜800L/min
〈重量〉35g
〈おもな特徴〉最も軽量。クリアボディで針が本体内部にあるため、持ちやすい。
〈取扱・販売元〉B

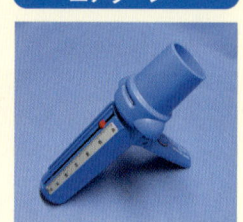

エアゾーン®
〈測定範囲〉60〜720L/min
〈重量〉44g
〈おもな特徴〉小型で軽量。ゾーン管理に便利なゾーンマーカー付き。保持ハンドルを装備。
〈取扱・販売元〉A

取扱・販売元問い合わせ先

A	松吉医科器械（株）	0120-024-432	http://www.matsuyoshi.co.jp
B	（株）東京エム・アイ商会	03-3551-7873	http://www.tokyo-mi.jp
C	チェスト（株）	03-3812-7251	http://www.chest-mi.co.jp
D	宝通商（株）	03-3241-3121	http://www.takara-online.co.jp
E	フィリップス・レスピロニクス（合）	0120-48-4159	http://www.philips-respironics.jp

第4章 家庭で行うセルフケアが大切!

朝夕のピークフロー値からコントロールの状況がわかる

　ぜんそくの子どもは明け方に調子が悪くなるため、朝のピークフロー値が下がり、調子が戻ってくる夕方になるとピークフロー値は上がります。

　朝のピークフロー値を測り、いつもより数値が落ちていることに気づけば、あらかじめ薬を吸入するなど、発作を起こさないような対処ができるため、ピークフローは毎日朝晩、計測することが大切です。

　ピークフロー値が朝方に落ちて夕方に上がってくる——この値の差が大きいほどぜんそくのコントロールがうまくいっていないことを表しています（図4）。正常であれば、朝夕の数値はほとんど変動しません（図5）。したがって、ピークフローの変動幅をみることで、治療がうまくいっているかどうかを判断することもできます。

図4　コントロールができていないときのピークフローパターン

朝方ピークフローが下るタイプ
治療が完全とはいえない

図5　コントロールができているときのピークフローパターン

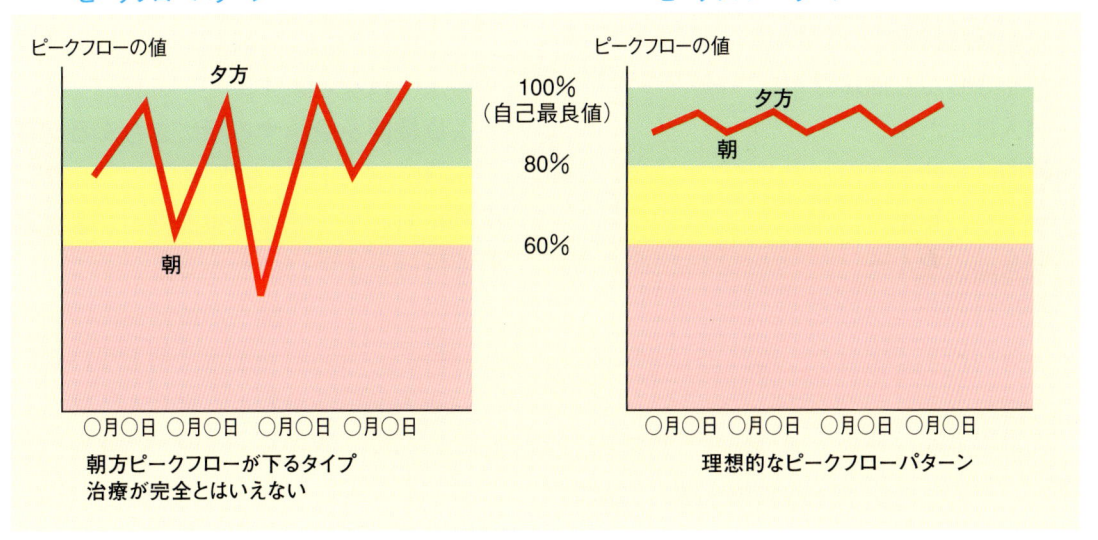

理想的なピークフローパターン

食物アレルギーによるぜんそく発作を起こす人は「食品表示」もしっかりチェックしよう！

　ぜんそくの子どもの中には、食物アレルギーによる呼吸器症状として、ぜんそく発作を起こす場合があります。このようなケースでは、全身性のアナフィラキシーショックに至る可能性が高まりますので、注意が必要です。2002年4月より容器包装加工食品のアレルギー表示制度が始まり、現在は症例の多い7品目（卵・乳・小麦・そば・落花生・えび・かに）については、表示されるようになりました（えび・かには2010年より表示が義務化）。食物による重篤なアレルギー症状が起きるのを避けるためにも、また食べても大丈夫な食品を選ぶためにも、食品表示をしっかり確認するようにしましょう。

「ぜんそく日誌」で発作の傾向を知り管理に役立てる

「ぜんそく日誌」には、ピークフローの記録とともに以下の項目も一緒に書き込みましょう（図6）。

①症状
・発作が起きたか
・鼻や目の調子はどうだったか　など

②日常生活の状態
・学校（園）へ行けたか
・夜、眠れたか　など

③薬の服用状況
・薬をきちんと飲んだか
・吸入はしたか
・頓服薬を使ったか　など

④その日の行動
・児童館で遊んだ
・塾に行った
・体育の授業で走った　など

このような症状や生活の状態、日常行動などとピークフローの数値を照らし合わせることによって、たとえば「児童館に行った日はピークフローの数値が落ちている。実際に少しゼーゼーした」といったことがわかります。
つまり、どのようなときに症状が悪化するのか、その傾向を自分で把握することができるのです。さらに傾向がわかることによって「児童館に行くときは先に薬を飲んでおこう」、「帰ってきたらすぐに薬を飲もう」といったセルフケアもできるようになります。
医療機関を受診する際にきちんと記録した「ぜんそく日誌」を持っていくことで、医師に対して正確な情報提供ができ、それが的確な治療につながることから、保護者の中には、医師への情報提供のために「ぜんそく日誌」を記録すると受け止めている人がいるかもしれません。もちろん、その役割も大変に重要なことなのですが、より大切なのは、「ぜんそく日誌」は、私たち患者がセルフケアを行う際にも役立つものであるということです。

■ぜんそく日誌からわかる自分の状態

週単位…「発作の原因」がわかる
・日常の行動と発作の関係をみることで誘発される原因を推測し、対応ができる

月単位…「重症度」がわかる
・毎月の発作の頻度を確認することで、重症度を推測できる

年単位…「発作の起こりやすい季節」がわかる
・年間を通し、発作が起きた時期をみることで、発作の起こりやすい季節がわかり、事前に準備できる。

参考情報

ぜんそく日誌を手に入れよう！

「ぜんそく日誌」は主治医のほか独立行政法人環境再生保全機構のホームページ（http://www.erca.go.jp/「ぜん息などの情報館／パンフレット＆ビデオ」）から入手できる。

第4章 家庭で行うセルフケアが大切!

図6　ぜんそく日誌の記入例

喘息日記

平成18年5月　　　　　　　　　　　　　　　名　前

日付		5月8日			5月9日			5月10日			5月11日			5月12日			5月13日			5月14日		
時間		朝	昼	夜	朝	昼	夜	朝	昼	夜	朝	昼	夜	朝	昼	夜	朝	昼	夜	朝	昼	夜
発作	非常に苦しい																					
	息苦しい	○	○	○	○			○	○													
	ぜいぜい	○	○	○	○	○	○	○	○	○												
	胸苦しい	○	○	○																		
せき																						
たん																						
日常生活	全くできない																					
	あまりできない		○			○																
	ほぼできた								○													
	普通にできた											○			○			○			○	
夜間の睡眠	苦しくて全く眠れなかった																					
	苦しくてあまり眠れなかった		○																			
	苦しかったがほぼ眠れた					○			○													
	安眠できた											○			○			○			○	

その他の症状：くしゃみ／鼻みず／鼻ずまり／発熱／息切れ／風邪ぎみ

吸入：ステロイド／β₂刺激薬
内服
薬貼付
治療その他：減感作

| 天気 | あめ | くもり | はれ | はれ | はれ | くもり | はれ |
| 備考 | 発作のため学校を休む | 体育を見学する | | | | | |

(ピークフロー値 目盛: 50, 100, 150, 200, 250, 300, 350, 400, 450, 500)

引用文献：『EBMに基づいた患者と医療スタッフのためのパートナーシップのための喘息診療ガイドライン2004（小児編）』

83

発作が起こったときの対処法

治療がうまくいくまでの間や治療が不十分な場合に、発作が起きてしまうことがあります。そんなときは保護者や周囲にいる大人が落ち着いた態度で、子どもに接することが大切です。まず、優しく語りかけ、背中をさすってあげましょう。このようなスキンシップが子どもに安心感を与えます。そのうえで、次のような対処をしましょう。

β₂刺激薬を吸入し楽な姿勢をとる

● **発作止め薬・β₂刺激薬を吸入**

医師の事前の指導に従い、処方されている発作止め薬を吸入します。

● **楽な姿勢で腹式呼吸**

大きな枕や座布団、クッションなどを前に抱え込むように、少し前かがみの楽な姿勢で腹式呼吸を行います。お腹をふくらませて息を吸い込み、お腹を引っ込ませて息を吐き出す腹式呼吸は、たくさんの空気を吸って十分に吐き出すことができるので、発作のときでも空気の出入りがよくなり、呼吸が楽になります。

● **水を十分に飲ませる**

発作が起きると、脱水症状になりやすく、体内の水分が減ることで痰がねばついて出しにくくなり、息苦しさが増します。水分（温かいお茶や紅茶など）を十分に摂ることで痰が出やすくなり、呼吸も楽になります（ただし、炭酸飲料はお腹がふくらんで肺を圧迫するので逆効果です）。なお、苦しくて水分を飲むのを嫌がる場合は、ゼリー状のものにすると飲みやすくなります。

● **痰を出させる**

子どもは、自分でうまく痰を出すことができません。手のひらをおわんのように丸くして、背中全体をリズムよくたたいてあげると、痰が出やすくなります。

● **家の中から外に出てみる**

家の中で発作が起きたような場合、発作を誘発した環境から離れるためにも、新鮮な空気を吸いに外に出ることや近くをドライブすることで発作が治まることがあります。（発作時の対処の手順は64ページ参照）

何度も起こるようなら治療の見直しも

このような対処をしても、症状が悪化していくようであれば、ただちに医療機関を受診します。症状があまり改善されず、翌朝まで長引くような場合も、その日のうちに受診しておきましょう。

さらに、ふだん発作はないけれど、運動会や移動教室に参加すると発作を起こしてしまう、運動すると発作を起こすので、体育の授業はほとんど休んでいるなど、発作が何度も起きるような状態は、治療が不十分であることを意味していますから、医師に重症度の判断、治療内容を見直してもらう必要があります。

みんなで支えることの大切さ①
学校で「ぜんそく教室」を実施

　茨城県にある清真学園の養護教諭・赤田朋美先生は、思春期はぜんそく死が多い年齢であることを知ってから、ぜんそく発作で保健室に来室してくる数人の生徒のことが気になり始めました。ホームページや冊子などで、ぜんそくのことを調べたところ、「生徒たちがぜんそくのガイドラインに沿った治療を受けていないのではないか」という疑問を持ちました。

　そこで、ISAAC（喘息とアレルギー疾患の国際共同疫学調査）の調査票を用いて、ぜんそくの調査をしたところ、14％の生徒が過去1年間に喘鳴があり、そのうち、発作が起こった生徒は8割いることがわかりました。さらに詳しく調べてみると、年に10回以上も発作を起こして「学校を休む」、「救急外来を受診した」、「夜眠れない」という生徒も2割いました。にもかかわらず、病院を受診していない生徒がほとんどであることも判明しました。この結果に危機感を持った赤田先生は専門病院のアレルギー科のスタッフを学校に招き、生徒たちにぜんそく教室を実施することを企画しました。

　ぜんそく教室を実施した後、参加者の生徒たちの感想を聞いてみると、「ピークフローメーターを買った」、「ぜんそくのことを友だちに話した」、「かかりつけの医師に質問をした」、「ぜんそくのことをインターネットで調べた」、「ぜんそくの冊子を親に渡した」など、積極的に治療を受ける姿勢へと行動が変化していました。

　こうした取り組みから、生徒たちの多くは知識不足のために行うべきセルフケアを理解しないまま、適当に治療を受けていたことが問題だったことがわかりました。一方でそれは、今まで自分の病気についてきちんと説明を受ける機会がなかったことも表していました。

生徒同士が誘い合って
積極的に参加する場面も

　ぜんそく教室を実施したことにより、発作の多かった生徒が1年後にはその回数が大幅に減り、それに伴って学校を欠席する回数も少なくなるなどの効果がみられるようになりました。

　さらに、ぜんそく教室に参加した生徒の一人は総合学習で、ぜんそくの治療について調べて発表し、友人たちにも自分の病気について理解してもらうことができました。また、担任の教師がぜんそくの気になる生徒について養護教諭と相談するようにもなりました。

　毎年、ぜんそく教室を実施していたところ、学校長がぜんそく教室に参加する生徒を、運動クラブに所属する生徒が試合に出るのと同じように出席扱いにしてくれるようになったので、以前より参加しやすくなり、友人同士が誘い合って参加するような場面も出てきました。

　また、養護教諭はこのような取り組みを通して、アレルギー専門医とのネットワークもでき、医療者と連携していくことが生徒に最善の支援をしていけることになると実感しています。

みんなで支えることの大切さ②
保健の授業の中で専門家による講義を企画

　東洋英和女学院中学部・高等部（東京都）で、養護教諭をしている宮崎恵美先生は「思春期にぜんそく死がある」ことを聞き、アレルギーの健康教育の必要性を感じました。そこで、自分が担当する中学部の保健の授業の中で、アレルギー専門家による健康教育の講義を企画しました。

　その準備として、宮崎先生が受け持っている生徒を対象にアレルギーの実態を調査したところ、クラスの4～5割の生徒が何らかのアレルギーに罹患していること、さらにぜんそくを患っている生徒の中にはコントロールが不良である者が1名以上いることもわかりました。

　この調査結果から「アレルギーに関する知識と理解を深めることがまず必要だ」と感じた宮崎先生は、健康教育の講義では、専門家にアレルギーの罹患者が増加していることや、アレルギーの病態や治療、思春期のぜんそく死の問題などについて話してもらいました。そして、生徒全員にアレルギーの健康教育を受けた感想文を提出してもらいました。

　感想文の中には「お菓子など食べたいものを食べて偏食していた」、「自分の部屋を汚くしていた」、「不摂生をしていた」ことなどが綴られ、多くの生徒が「自分の生活を見直すきっかけになった」との感想を寄せていました。

　さらに「体力をつけて、ストレスをためないようにする」、「自分の体のことや病気のことをよく理解する」といった意見もみられ、宮崎先生は「自分自身の生活のあり方を見つめ直し、自分で健康管理をしなければという気持ちが生まれたようです」と話していました。

　また、喫煙する大人に対する批判の気持ちを持った生徒たちもいて、さまざまな「気づき」にもつながりました。

息苦しいときに計測できるように 保健室にピークフローメーターを常置

　宮崎先生が生徒たちに「ぜんそくで困っている人に対して何ができるか」ということも聞いてみたところ、「頑張るのは本人。自分がしてあげられることはぜんそくをよく理解すること」、「ぜんそくのことを理解していない友人には自己管理が大切であることを伝えたい」、「ぜんそくを患っている友人が体育の授業で休んでいても、さぼっているとは思わない」、「ぜんそくの友人の家族にも自己管理が重要であることを教えたい」といった意見などが相次ぎ、ぜんそくをはじめとするアレルギー疾患を抱える友だちへの支援や共感の気持ちが芽生えるという、とても良い効果もありました。

　一方、健康教育の講義後は、これまで保健室に来たことのなかった生徒が来室し、気軽に自分のぜんそくについて相談したり、適切な医療機関を受診したりするようにもなりました。また、宮崎先生は、保健室にピークフローメーターを常置し、ぜんそくの生徒が息苦しいときに、いつでも測定できるような対応も行いました。これにより息苦しいのは発作でなく、気持ちの問題であったことに気づく生徒もいたそうです。

第5章 ぜんそくの子どものライフサイクルを知っておこう

園・学校生活を楽しく安心して過ごすために

ぜんそくは、ガイドラインに基づく治療と家族を始めとしたお子さんを取り巻く周りの方々の理解と協力により、『ぜんそくのないお子さんとほとんど同じような生活ができる』疾患となりました。この章では、乳幼児期をはじめ、特に保育所・幼稚園・学校に通いながら治療する観点から、『ぜんそくのないお子さんたちと同じように過ごすための生活の知恵』『周りの方々から正しい理解に基づく協力いただくための方法』などを中心に紹介していきます。

保育所・幼稚園・学校での理解と協力を得る

教育機関で使われる「生活管理指導表」を活用

　ガイドラインに基づく治療と、家族をはじめとする周囲の理解と協力によって、ぜんそくの子どもは、ぜんそくのない子どもとほとんど同じような生活ができるようになりました。しかし、残念ながら、患者にも一般の医師にもガイドラインに基づく治療が十分に浸透していないのが実情です。

　この章では、子どもが実際に長い時間を過ごす教育機関でのぜんそくの正しい理解を基にした協力のお願いのしかた、発作が起きたときなど実際での場面での具体的な対応について、ガイドラインを基に作られた文部科学省『学校生活管理指導表(アレルギー疾患用)』(96～97ページ)と、その活用の手引き「学校のアレルギー疾患に対する取り組みガイドライン」、厚生労働省『保育所におけるアレルギー疾患生活管理指導表』(98～99ページ)の内容を中心に紹介します。

ライフイベントに合わせて予防や治療の見通しを立てる

　次ページの図1では、生まれてから思春期までを中心に、各年齢で想定されるイベント、保育所・幼稚園・学校など多くの時間を費やす場との関わり方、セルフケアのための、年齢ごとのヒント医療機関を中心に行われる「医療・治療」「社会資源」として活用できる情報、をまとめて示しました。同時にこの章の目次替わりになっています。

　アレルギー疾患は個別性のある疾患です。また、成長に伴い治療や学校生活も変化してきます。教育機関、医療機関とのより良いパートナーシップを築くためにご活用ください。

●ライフサイクル ―保育所・幼稚園・学校での生活を中心に―

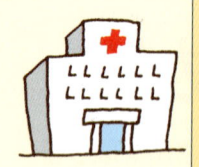

医療・治療 (P.93)
妊娠と出産
・妊婦がぜんそく
・ぜんそく発症予防
・産科とアレルギー科

妊娠前　　出産
妊娠中　　誕生
(P.93)

予防接種・インフルエンザワクチン受けられます
(P.59) (P.115)

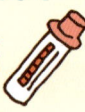

保育所との話し合い
保育所 (P.94、95)
(P.96~99)

セルフケア (P.70~86)
お父さんとお母さん、祖父母、兄弟、姉妹、みんなで

発症の予感がわかるように (P.90)

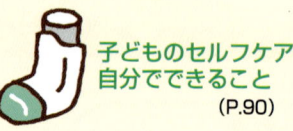

通院の智恵
病院選び
環境整備

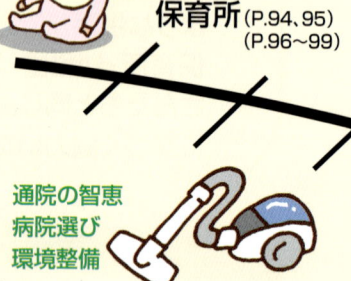

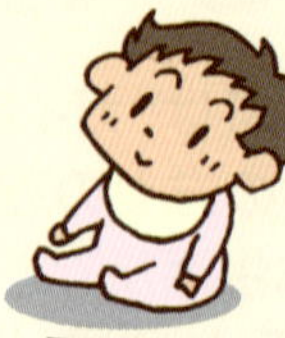

子どものセルフケア
自分でできること (P.90)

家でできると自信がつく (P.108)

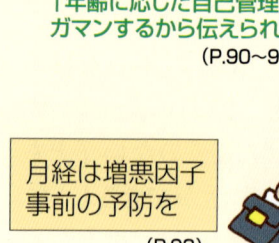

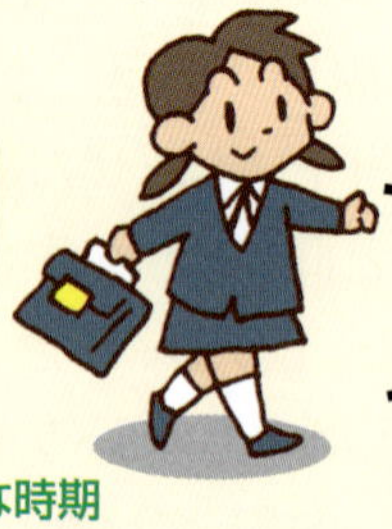

小児気管支ぜんそくの治療目標
最終的には寛解・治癒を目指すが、日常の治療の目標は、
　症状のコントロール
　　・β₂刺激薬の頓用が減少、または必要がない。
　　・昼夜を通じて症状がない。
　呼吸機能の正常化
　　・ピークフロー (PEF) やスパイログラムがほぼ正常で安定している。
　　・気道過敏性が改善し、運動や冷気などによる症状誘発がない。
　QOLの改善
　　・スポーツも含め日常生活を普通に行うことができる。
　　・治療に伴う副作用が見られない。

『小児気管支喘息治療・管理ガイドライン2012』から

「年齢に応じた自己管理」
ガマンするから伝えられる
(P.90~93)

月経は増悪因子
事前の予防を
(P.93)

思春期・反抗期って
本人のとっても面倒な時期
(P.90~92)

一人でこっそり読める本・信頼できる情報源を
(P.91、92)

社会資源

医療費の助成など	相談窓口	インターネットサイト
	・日本アレルギー協会 ・環境再生保全機構 ・保健所 ・保険センター ・患者会	・日本小児アレルギー学会 ・日本アレルギー学会 ・日本アレルギー協会 ・厚生労働省 ・文部科学省 ・日本学校保健会

第5章 ぜんそくの子どものライフサイクルを知っておこう

保育所・幼稚園・学校・社会生活の中で (P.87～113)

幼稚園 (P.94、95)
幼稚園との話し合い (P.98～99)

小学校
学校との話し合い (P.94、95)
「学校生活管理表（アレルギー疾患用）」を基に (P.96～97)

修学旅行　全校職員への周知
修学旅行　薬の管理を
修学旅行　自己管理を
(P.108～111)

中学校
部活動　やりたいことをしよう！そのための方法を考えよう (P.91)

高校　　大学　　就職

飲酒・喫煙
なぜだめなのか？
話し合っておきましょう
(P.91)

お友だちへの理解／教材 (P.100、101)

発作のときのアクションを知っておく (P.103) (P.106、107)

ガイドライン/本/パンフレット	お友達・学校への理解の為の教材	患者会
・患者さん向けガイドライン2012 ・小児気管支喘息治療・管理ガイドライン2012 ・学校生活管理指導表 「活用の手引きガイドライン」	・紙芝居 ・パンフレット ・人形劇＆DVD ・ぜんそくゲーム	・患者団体・患者支援団体

年齢別のぜんそくの特徴　乳幼児から成人まで

－赤ちゃんから3歳まで－
咳の出方を注意深く観察する

　最近増えている乳幼児ぜんそくは、いつから治療を始めるのかが重要な課題です。ぜんそくは早期発見、早期治療が大切といわれていますが、乳幼児では、ほかの疾患との区別は専門医でもなかなか難しいといわれています。

　最初は、かぜをひきやすい、かぜがなかなか治らない、などがきっかけで、ぜんそくの咳に気がつきます。医師に「この子はぜんそくの可能性はないですか？」と具体的な聞き方をしてもいいかもしれません。とくに保護者や兄弟姉妹などにぜんそく以外のアレルギーがあれば、そのことも伝えて相談してみましょう。乳幼児は苦しさを言葉では訴えられません。小さいうちは保護者が発作の状態を注意深く観察して医師に伝えましょう。

　明らかな喘鳴を3回以上繰り返すことがあれば、ぜんそくを考えて治療を始める目安といわれています。

－3～4歳から思春期まで－
子ども自身ができることを増やす

　ぜんそくの発作は、息ができず「このまま死ぬかもしれない」と思うほど苦しいものです。そのために子どもは次の発作がとても怖く、不安でもあります。そのうえ、もしその苦しさや怖さを保護者にもわかってもらえないとしたら、辛さは倍増してしまいます。まず、子どもの苦しさや怖さを理解し、共感することから始めましょう。

　子どものぜんそくの治療目標は、前ページの表の通りです。この目標を達成するには、成長につれて、「"いつもと違う"自分の状態を自分で感じるようになる」「感じたことを伝えられるようになる」など、年齢に応じた「治療への積極的な参加」が大切になります。一方的に保護者が「してあげる」だけではなく、保護者と話し合いながら、子ども自身ができることを増やしていくのです。自分で予防し、楽になる方法を知っていることにより、子どもは「次の発作への恐怖」から徐々に解放されます。子どもが周囲の協力も得ながら"自分でどうにかできる方法"を一緒に見つけていきましょう。

　また、発作が起きているときに、「ほら見なさい、だから…をしちゃだめだっていったでしょ！」などと非難しがちですが、発作が少し楽になってから、「今日はどうしちゃったんだろうね？」と一緒に原因を探してあげましょう。苦しくなりそうな原因を避けるためには「思い当たる原因」を確認しておくことは重要です。

－小学校高学年から中学時代－
自分で対応ができるようにする

　思春期には、"わかっていても大人の言うとおりにできない、言うことが聞けない"という特徴があります。これは、成長の一過程ですから、本人にも周りにもどうにもできません。ですから、先に述べたように思春期に入る前から、子ども自身に病気や治療に関する年齢相応な情報をきちんと伝え、「自分でさまざまな状況に対応できるように」、あるいは「自分ではどうにもできないけれど何とかしなければと思ったときに何らかの手段を講じられるように」しておきましょう。

　それによって、思春期に入って困ったときに医療機関では医師・看護師・臨床心理士、学校では養護教諭に相談したり、信頼できる本・パンフレット・インターネット上のホームページなどを自分で調べたりできるようになります。子どもが「今は保護者に相談せざるを得ない」「早めに医師にかかる必要がある」と自身で自分の現在の状況を判断できるよう、また自分で何とかしたいと思ったときに何とかできるようになっていることが大切です。

　薬は、小さいときから置く場所を決めておき、症状に合わせて使い分けができるように、話し合いながら使うようにしましょう。

　乳幼児期からのぜんそくならば、思春期に入る前に治る、あるいは完全にコントロールできるようになっているのが理想的です。ただし、思春期は心身や環境が変わることで、それまでとは違った増悪要因が出てくる時期でもあり、今までコントロールできていたのに再発することもあります。保護者としては、長期慢性疾患であるアレルギーの特徴を理解し、発作が起きたときなどに子どもが自分で対応できるようにするためにはどうしておいたらよいのかを常に考慮しておきたいものです。

【ぜんそくと禁煙】
―子どものがんばりを応援―

　タバコの煙を吸って起こったぜんそく発作は、運動して起こった発作より治りにくいのが特徴です。タバコの煙には多くの有害な化学物質が含まれており、患者本人はもちろん、家庭内で吸う人がいると、家の中の環境が汚染されます。また、保護者が喫煙している場合は、子どもも抵抗なく喫煙を始めてしまうというデータもあります。ぜんそくにとって喫煙は「百害あって一利なし」です。（大切なのは、治りにくい発作につながる、ほかの発作より協力によって避けられる点。それでも、なかなかやめられない）

　今はニコチンパッチや飲み薬などによる禁煙治療も進んでおり、禁煙外来を設ける医療機関も増えています。場合によっては健康保険も適用されます。保護者がぜんそくであればもちろんのこと、子どものぜんそくとの闘いを、一緒に戦うためにもまずは保護者が禁煙しましょう。周囲が禁煙して治療に積極的に取り組む姿勢は、子どもの大きな励みとなります。

－高校時代以降－
診療ガイドラインに基づく治療を続行

　大人になってからもぜんそくが続いた場合でも「ガイドラインに基づいた治療」によって「ぜんそくのない人と同じぐらいの生活ができる」ようになっていくはずです。そのためには毎日の自己管理が必要になります。

　成人では、ほとんどの患者が吸入ステロイド薬による気道の慢性の炎症を抑える治療をメインに据え、発作が起きたときには、その発作を抑える治療をします。発作のときだけの治療では、リモデリング(17ページ)が進んで治りにくく、ちょっとした刺激で発作が誘発されやすくなります。

　吸入ステロイド薬による治療で、子どものころから何十年もぜんそくに苦しんだ人が今では普通の生活を送っている例も多くあるので、劇的な改善が見られなくても、あきらめずに根気よく治療を続けていくことが大切です。

　発作を止めるための吸入β2刺激薬は、吸入後すぐに楽になります。そのためにこれだけを使っているケースが見受けられます。しかし、この薬にはぜんそくが起こる元となる気道の炎症を抑える作用はないので、ぜんそくが治っているわけではなく、発作で狭くなっている気管支を一時的に広げているだけです。このように発作時に楽になる薬だけを使っていると、気道の慢性の炎症が徐々に進み、治療が手遅れとなってしまうことがあります。

　慢性の炎症を抑えるためには、苦しくなくても処方された量の吸入ステロイド薬を毎日続けましょう。その効果はピークフローのグラフとぜんそく日誌で目に見えるものにしてくれます。

治療をすることでできるようになること

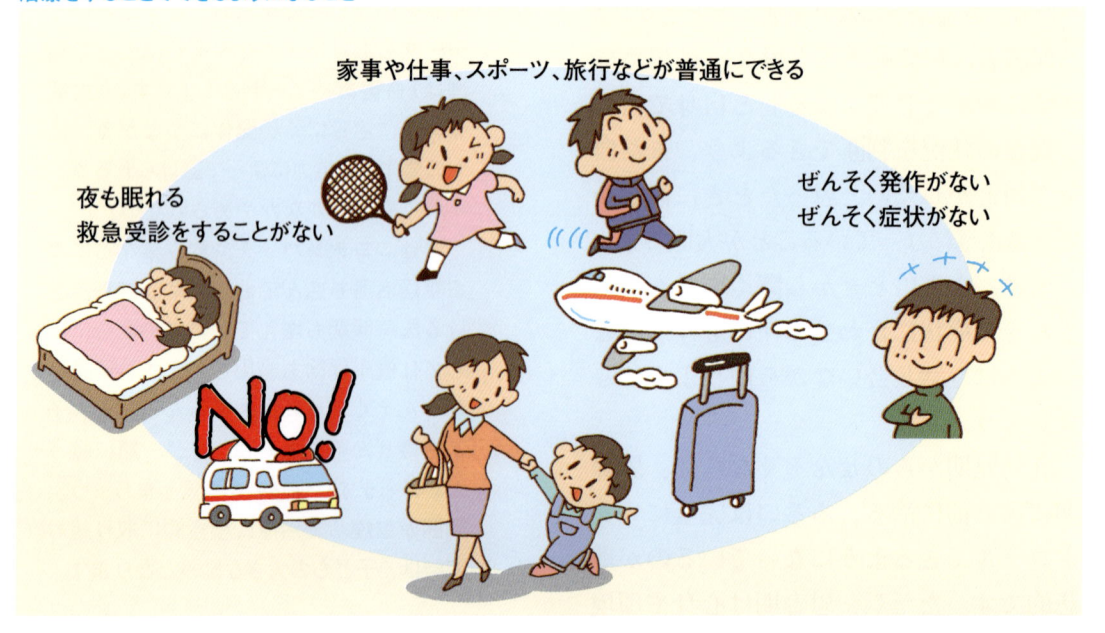

家事や仕事、スポーツ、旅行などが普通にできる

夜も眠れる
救急受診をすることがない

ぜんそく発作がない
ぜんそく症状がない

月経や妊娠のときの対応

月経は人によっては
ぜんそく発作の引き金になる

　女の子の場合、早い子どもでは小学校3、4年生になると初潮が見られます。

　ぜんそくは、月経周期に伴って悪化することがあります。事前に月経周期がわかっているならば、その期間にぜんそくの治療薬の量や種類を増やすなどの予防策で発作の不安が減り、少しは楽に過ごせるようになります。

　ただ、子どものころは月経周期が安定せず、また、なかなか周囲に伝えにくいことでもあるので、保護者をはじめ、周囲の人たちがぜんそく日誌の発作周期から類推して原因に気がつくように気配りしましょう。そして必要であれば、先に述べた予防策を講じるようにしましょう。

生まれてくる子どもがぜんそくに
ならないようにはできないのが現実

　親や兄弟姉妹にぜんそくがあると、次の子がぜんそくにならないように前もってできることはないか、と思いますよね。

　でも、ぜんそくは遺伝だけで決まる疾患ではなく、遺伝と環境のバランスで発症するといわれています。

　今のところ、生まれる子どもをぜんそくにさせない決定的な方法は見つかっていません。

　ただ、生まれた子どもがダニの量が非常に少ない環境で暮らせば、ダニアレルギーにはなりにくいといわれています。

　小児ぜんそくの90％はダニに陽性といわれています。もしぜんそくを発症したとしても、早くに気がつき、ダニや毛のあるペットなどを除去して、正しい治療を根気強く続けることによって、ぜんそくのない子どもとほとんど同じ生活ができ、ひいては寛解・治癒を目指すことができると前向きに考えていきましょう。

妊娠中でも吸入や発作時の薬は使います

　妊娠中に吸入を続けたり、薬を飲んだりするのは心配ですよね。では、妊娠したらステロイド薬を吸入しない、薬を飲まないほうがよいのか？　というと決してそうではありません。

　発作を起こして呼吸が十分にできずに酸素の取り込みが少なくなる方が、おなかの赤ちゃんへの影響が大きいのです。吸入ステロイド薬は局所に働き、少ない量で効果がある一方、全身性の副作用は少ないのが特徴です。ですから、妊娠中にも使い続けるほうがよいのです。

　咳き込んだ後などに「いつもとなにか違う（お腹が張る、おなかが硬くなる、おりものが多いなど）」と思ったら、次回の診察予定日を待たず、医師にすぐに相談しましょう。産婦人科の医師の中にもアレルギーに詳しい医師もいますので、探してみるのもよいでしょう。

子どもが安心して教育機関で過ごすために

子どものために　医療・教育・行政と保護者が協力を

　2008年4月から、全国の幼稚園、小学校、中学校、高校に『学校生活管理指導表（アレルギー疾患用）』と、その活用の手引き『学校のアレルギー疾患に対する取り組みガイドライン』（財団法人日本学校保健会発行／文部科学省スポーツ青少年局学校健康教育課監修）が配布されています。これは、医療、教育、行政、そして患者の保護者が一緒になり、児童生徒が安心して学校生活を送ることのできる環境作りを目指して作成したもので、アレルギーの子どもや保護者と学校との話し合いのときなどに活用できます。

　指導表（96〜97ページ）は財団法人日本学校保健会（http://www.gakkohoken.jp）のホームページからダウンロードできます。学校や医療との連携を強くし、子どもが楽しく安心して学校生活を送れるように、この資料を活用しましょう。

　『保育所におけるアレルギー疾患生活管理指導表』は厚生労働省のホームページからダウンロードできます（http://www.mhlw.go.jp/bunya/kodomo/pdf/hoiku03_005.pdf）。

指導表を基に学校や保育所・幼稚園と話し合おう

　「学校生活管理指導表（アレルギー疾患用）」では、「アレルギー疾患は、学校で決してまれな疾患ではなく、学校教育の中で対応が必要な疾患であり、アレルギーの子どもたちが安心して学校生活が送れるよう、周りの大人たちは何ができるかを考えよう」が基本姿勢です。

　学校などの教育機関には、保護者が子どもの現状を正しく伝えることがスタートとなります。そのときに「医師を通しての連絡」が大切です。保護者は、医師と教師をつなぐ役割もあります。

　学校に配慮を望むことは、医師としっかり話し合いましょう。学校生活で必要な配慮について、医師が必ずしも十分理解しているとは限りませんし、学校の先生にとっても、十分な理解には時間がかかるかもしれません。身近にアレルギーの人がいるかどうか、またその人の症状が軽いか重いかによっても理解が異なります。子どもの状態はしっかり伝えましょう。医師から学校に情報を提供してもらう場合も出てくるでしょう。

　ぜんそくは、治まったように見えていても、気道の過敏性がなかなか改善しないために、疲労やかぜ、インフルエンザのような体調の一時的な変化で発作が誘発されてしまうことがあります。ある期間、症状がなくても治療を続ける必要があることを先生たちにもしっかり伝えておくことが大切です。

学校（園）への相談の流れ

　子どもが保育所、幼稚園、学校に入園・入学するとき、進級するとき、誰にいつ、どんなことを相談すればいいのかを知っておきましょう。

　学校と幼稚園は文部科学省、保育所は厚生労働省の管轄であり、それぞれ養護教諭や栄養士の配置などが異なりますが、相談の時期や内容はほとんど変わりません。

　なお、ここで挙げたのは、一つの例です。子どもの入園・入学予定の園や学校の状況に合わせて、変更や問い合わせをしてください。

■いつ、誰と？

　話し合う機会は大きく分けて3回あり、話し合う相手は機会ごとに替わります。

　一番重要な話し合いは、3回目の「新学期に担任や新しい教職員が決まってから」になります。

①入学の際の健康診断のとき：健康診断の担当の教員・学校管理責任者
②入学説明会：説明会の担当者・学校管理責任者
③新学期に入ってから：担当教員・養護教諭・校長・副校長や教頭

■話し合いの流れ

上記の①②③のそれぞれの時期に子どもにアレルギーがあることを伝える

↓

いずれかの機会に『保育所におけるアレルギー疾患生活管理指導表』『学校生活管理指導表（アレルギー疾患用）』を基に作成された用紙を受け取る

↓

上記の用紙をアレルギーの主治医に持っていき、主治医に記入してもらう
※アレルギーに関して学校生活でどのようなリスクがあるのかについては、医師も保護者自身も詳しいとは限らない。『学校のアレルギー疾患に対する取り組みガイドライン』やこの本などを参考に、医師とよく話し合いをして、記入してもらう。

↓

用紙を学校に提出し、『保育所におけるアレルギー疾患生活管理指導表』『学校生活管理指導表（アレルギー疾患用）』を基に、具体的な注意事項などを学校と話し合う

↓

学校生活が始まって1〜3か月経過した頃、あるいは話し合う必要が生じた時点で、再度学校と話し合う
※学校への相談や依頼の後は、経過や結果を報告するのが基本。事故もなく、無事に過ごすことができていれば、まず学校に御礼の気持ちを伝える。もし、何か事故やトラブルが起きた場合には、それを教訓に、「学校や保護者が今度何に注意していくべきか」といった改善点を前向きに話し合おう。

表：[学校生活管理指導表（アレルギー疾患編）] 表

第5章 ぜんそくの子どものライフサイクルを知っておこう

表：[学校生活管理指導表（アレルギー疾患編）]裏

表：保育所におけるアレルギー疾患生活管理指導表（気管支喘息・アトピー性皮膚炎・アレルギー性結膜炎）

第5章 ぜんそくの子どものライフサイクルを知っておこう

表：保育所におけるアレルギー疾患生活管理指導表（食物アレルギー・アナフィラキシー・アレルギー性鼻炎）

<参考様式>

保育所におけるアレルギー疾患生活管理指導表（食物アレルギー・アナフィラキシー・アレルギー性鼻炎）

提出日 平成__年__月__日

名前 _____ 男・女 平成__年__月__日生（__歳__ヶ月） ____組

この生活管理指導表は保育所の生活において特別な配慮や管理が必要となった場合に限って作成するものです。

食物アレルギー・アナフィラキシー（あり・なし）

病型・治療

A. 食物アレルギー病型（食物アレルギーありの場合のみ記載）
1. 食物アレルギーの関与する乳児アトピー性皮膚炎
2. 即時型
3. その他（新生児消化器症状・口腔アレルギー症候群・食物依存性運動誘発アナフィラキシー・その他：　　　）

B. アナフィラキシー病型（アナフィラキシーの既往ありの場合のみ記載）
1. 食物（原因：　　　）
2. その他（医薬品・食物依存性運動誘発アナフィラキシー・ラテックスアレルギー・昆虫・動物のフケや毛）

C. 原因食品・除去根拠　該当する食品の番号に○をし、かつ《 》内に除去根拠を記載
1. 鶏卵　　　　《 》
2. 牛乳・乳製品　《 》
3. 小麦　　　　《 》 ［除去根拠］該当するもの全てを《 》内に番号を記載
4. ソバ　　　　《 》 ①明らかな症状の既往
5. ピーナッツ　《 》 ②食物負荷試験陽性
6. 大豆　　　　《 》 ③IgE抗体等検査結果陽性
7. ゴマ　　　　《 》 ④未摂取
8. ナッツ類*　　《 》（すべて・クルミ・アーモンド・　　　　）
9. 甲殻類*　　　《 》（すべて・エビ・カニ・　　　　）
10. 軟体類・貝類* 《 》（すべて・イカ・タコ・ホタテ・アサリ・　　　　）
11. 魚卵*　　　　《 》（すべて・イクラ・タラコ・　　　　）
12. 魚類*　　　　《 》（すべて・サバ・サケ・　　　　）
13. 肉類*　　　　《 》（鶏肉・牛肉・豚肉・　　　　）
14. 果物類*　　　《 》（キウイ・バナナ・　　　　）
15. その他　　　　《 》

D. 緊急時に備えた処方薬
1. 内服薬（抗ヒスタミン薬、ステロイド薬）
2. アドレナリン自己注射薬「エピペン®0.15mg」
3. その他

保育所での生活上の留意点

A. 給食・離乳食
1. 管理不要
2. 保護者と相談し決定

B. アレルギー用調整粉乳
1. 不要
2. 必要　下記該当ミルクに○、又は（ ）内に記入
　ミルフィー・ニューMA-1・MA-mi・ペプディエット・エレメンタルフォーミュラ
　その他（　　　　）

C. 食物・食材を扱う活動
1. 管理不要
2. 保護者と相談し決定

D. 除去食品で摂取不可能なもの
病型・治療のC欄で除去の際に摂取不可能なものに○
1. 鶏卵：卵殻カルシウム
2. 牛乳・乳製品：乳糖
3. 小麦：醤油・酢・麦茶
6. 大豆：大豆油・醤油・味噌
7. ゴマ：ゴマ油
12. 魚類：かつおだし・いりこだし
13. 肉類：エキス

E. その他の配慮・管理事項

【緊急連絡先】
★保護者
　電話：
★連絡医療機関
　医療機関名：
　電話：

記載日　　年　月　日
医師名
医療機関名

アレルギー性鼻炎（あり・なし）

病型・治療

A. 病型
1. 通年性アレルギー性鼻炎
2. 季節性アレルギー性鼻炎
　主な症状の時期：春、夏、秋、冬

B. 治療
1. 抗ヒスタミン薬・抗アレルギー薬（内服）
2. 鼻噴霧用ステロイド薬
3. その他

保育所での生活上の留意点

A. 屋外活動
1. 管理不要
2. 保護者と相談し決定

B. その他の配慮・管理事項（自由記載）

記載日　　年　月　日
医師名
医療機関名

この生活管理指導表は、地域独自の取り組みや現場からの意見を踏まえ、今後改善していくことを考えております。

正確な情報を学校や保育所・幼稚園の全職員に伝える

　ぜんそくの咳は伝染しない、ホコリを避ける、急激に激しい運動をしない、暖かいところから寒いところに急に出ないなど、ぜんそくの子どもや家族にとっては当たり前の注意点も、私たちがほかの疾患の注意点を知らないのと同じようにほかの人たちにはほとんど知られていないのが当たり前、と考えたほうがよいでしょう。そういった情報を伝えるのは、私たち保護者です。(でも、周囲に強くなりすぎないように)

　学校や保育所・幼稚園の先生たちにとっては、ぜんそくも多くの疾患の一つです。まずは、正しく理解してもらうためには、保護者が子どもの状態やぜんそくという疾患について正しく情報提供していくことから始まります。

　もう一つ重要なのは、全教職員に知っておいてもらうことです。より多くの教職員の目で見てもらうことによって、子どもの身体の不調、とくに自分から言えないほど苦しいときに気づいてもらえる確率がぐっと上がります。

　進級のときには、担任やクラスの友だちが替わるため、また始めから病気の説明をしなくてはならないという不便さはありますが、やはり、ここはがんばってしっかり伝えましょう。そのときに前の学年で失敗したことを修正し、成功したことを取り入れて伝えるとよいでしょう。

　先生が子どもに「いつもと違う何か」を感じたときには、「いつでもお電話ください」と携帯電話番号などを伝えておくことも有用です。学校の先生にとっても「いざとなったらいつでも保護者に相談できる」状況があれば、より安心です。

　また、お願いや要求をするだけではなく、状況が許せば、積極的にクラスの役員を引き受けるなど、教師やほかの保護者と一緒によいクラスを作るお手伝いをする姿勢を示すことも大切なことかもしれません。

　保護者のこうした努力の積み重ねが、子どもにとってもよりよい教育環境を作っていくはずです。

人によって原因が違うことや発作後の体調についても伝える

　ぜんそくがあったとしても、本来の治療をしていれば、ほとんどの子どもは「みんなと同じこと」ができます。

　とはいえ、一度発作が起きてしまうと、３週間は気道が過敏な状態が続くといわれており、しばらくは「いつもよりは注意するほうがよい状況」が続きます。

　注意しなければならない子どもに無理矢理ほかの子どもと同じことをさせることがないように、また逆に症状が軽い子どもに必要以上の制限をすることがないように、原因や注意点などに個人差があることや、一人の子どもでも刻々と状態が変わることもきちんと伝えましょう。

医療関係者の協力や教材によってクラスメートにも理解してもらう

　子どもが体育の授業を見学していたり、

保健室で休んでいたりしていても、「怠けている」「一人だけいいなぁ‥」とクラスメートから思われるか心配しなくてもいいように、学校や保育所・幼稚園の先生だけでなく、子どもたちにもぜんそくやアレルギー疾患について理解してもらいましょう。

それには、医療関係者の力を借りるのもひとつの方法です。医師や看護師、臨床心理士などが患者さんを対象に、あるいは保健所や学校に出張して、ぜんそくやほかのアレルギー疾患の説明を行っている医療機関があります。

85、86ページでは、学校での取り組みを紹介しています。

また、アレルギーに関係する公共団体や患者団体が紙芝居や絵本、ゲームなどを作成しています。実際にぜんそくやアレルギーについて子どもたちの理解を進め、病気の友だちのためにできることを知らせている学校や保育所・幼稚園もあります。

このような教材を手に入れて担任に持って行く、資料をダウンロードできるインターネットのサイトを伝えるなど、先生に実際の教材を見てもらったり、入手方法を説明したりするのもいいでしょう。

なお、財団法人日本学校保健会が運営している電子図書館にぜんそくやアレルギーに関する資料があり、パソコンで閲覧することができます。授業でパソコンを利用していれば、クラス全員で見ることもできます。

http://www.gakkohoken.jp/book/

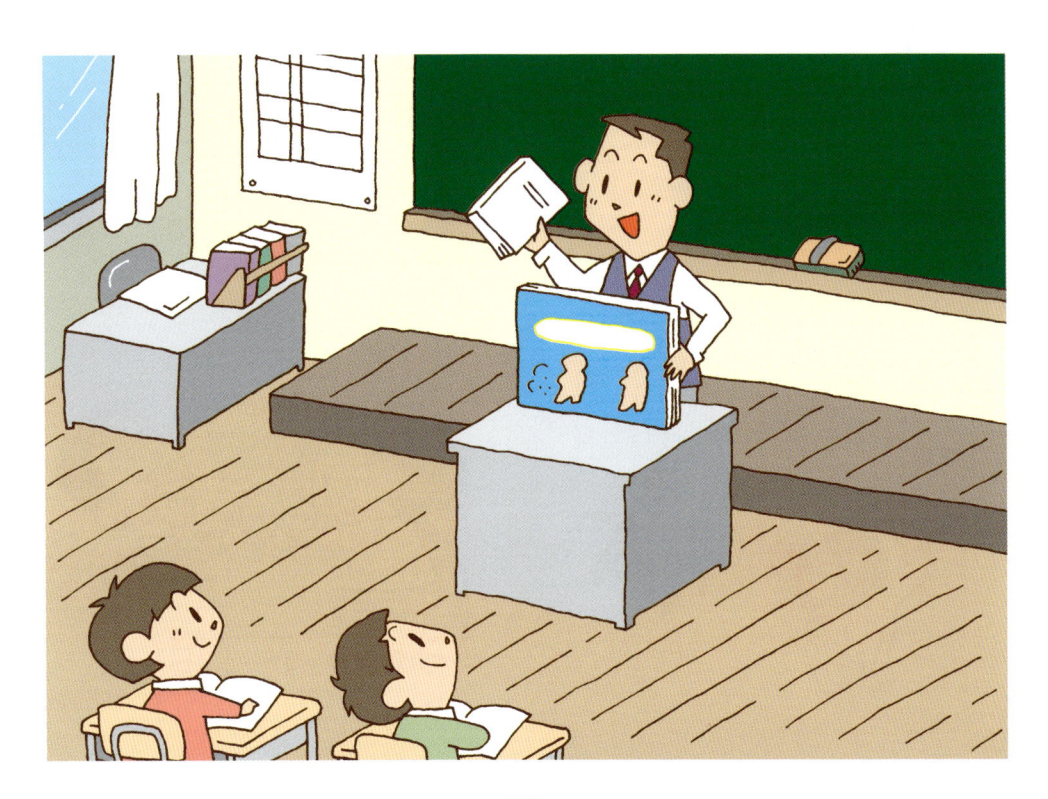

学校で注意すること① 掃除や動物の飼育

教室や校庭でのホコリを避ける

校庭や校内のホコリは、ぜんそくにとっては大敵です。とはいえ、生徒が自分たちの学校を自分たちできれいにするのは、日本の学校の特長ともいうべき学びの一環でもあります。

ぜんそくの子どもは、飼育小屋の掃除当番などはできれば免除してもらい、替わりにホコリの少ない洗面所や屋外の手洗い場などの掃除を担当させてもらうとよいでしょう。

教室内の掃除ではマスクをし、机や窓拭きなどの拭き掃除をさせてもらうなど、場所や担当は違っても、「みんなと同じように掃除をする」ことは大切です。発作があってどうしてもできないときには、一時的な免除に理解が得られるよう、クラスメートに十分な説明が重要です。先生や保護者が説明する場合には、**図2**、**図3**を参考にしてください。

図2　発作の原因や発作の予防法を知ってもらおう

発作の原因

ぜんそくの発作を起こすと気管支が収縮し、痰が詰まって苦しくなります。

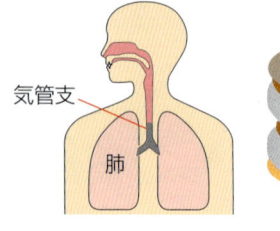

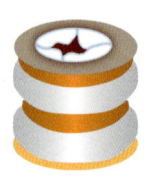

気管支
肺

●発作を起こす原因となるもの
（人によって異なります）
ホコリ・ダニ・カビなど
動物
食品

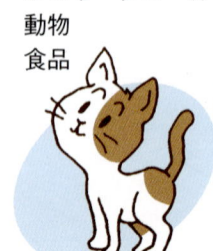

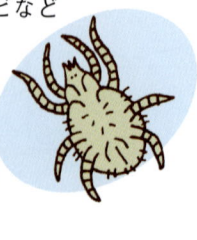

発作の予防法

発作のない状態を保つことがぜんそくの寛解につながります。

●発作を予防する
　薬による治療
　発作の原因となる物を避ける
　かぜの予防（インフルエンザの予防接種、手洗い・うがい）

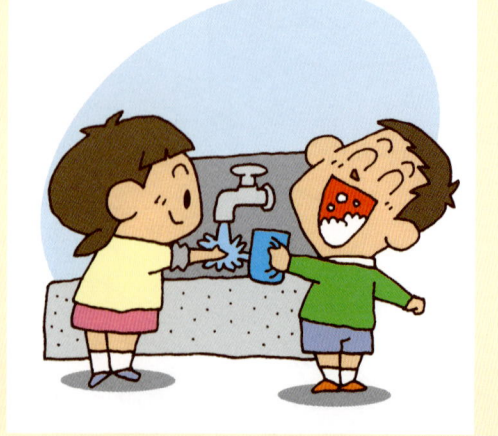

第5章 ぜんそくの子どものライフサイクルを知っておこう

動物の飼育は難しい。金魚やカメならば大丈夫

ぜんそくやアレルギーのある子どもにとって、教室の閉じられた環境の中で常にペットの毛・フケや唾液にさらされているのは決して好ましくありません。

しかし、まだ何の症状もないのに教室内で動物を飼わないことを一方的にお願いするのは難しいかもしれません。

もし、動物と接触したことによって何らかの症状が生じた場合には、かかりつけの医師に相談し、学校生活管理指導表（アレルギー疾患用）に準じた記入をして、学校とよく話し合いましょう。

毛やフケ、唾液の心配のない金魚やカメなどの飼育に変えることを依頼してみるのもよいでしょう。

図3　学校での一日・少しの工夫で安心して楽しく過ごせるよ①

学校でぜんそくの発作を起こさないために

● 座席をきめるとき
座席は暖房機の風や黒板のチョークの粉がこない所にしてもらったんだよ。

● そうじ
そうじはホコリがなくなってから、マスクをしてふきそうじをする。

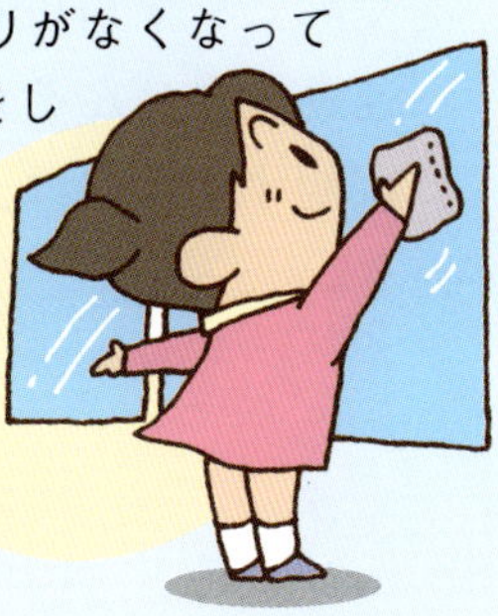

● 教室で生き物をかうとき
ウサギやハムスターなどの毛のはえた動物はよくない場合があるから、みんなと相談してカメや金魚にする。

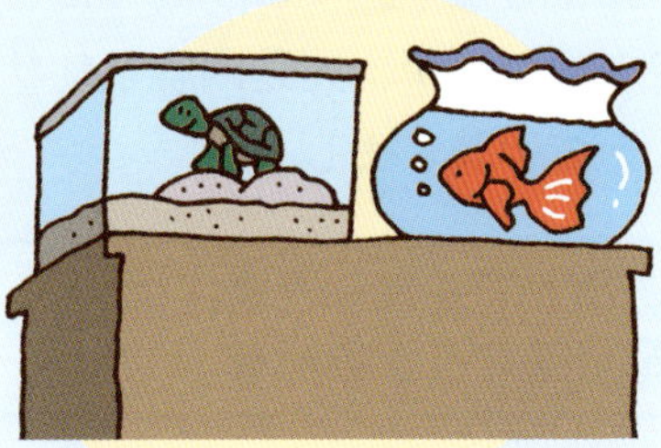

ぐあいが悪くなったら!!（発作が起きたら）

すぐにクラスの先生か養護の先生、またはそばにいる人に伝える。
発作のときの吸入薬を吸う。
お水を飲んでゆっくりと腹式呼吸をする。

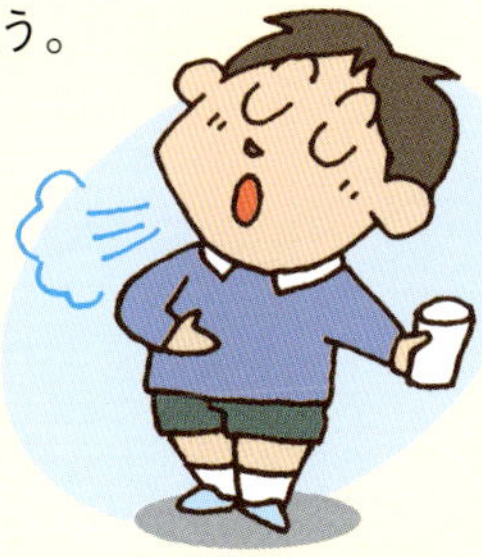

発作が起きたときのために、カバンに薬をいれておく。

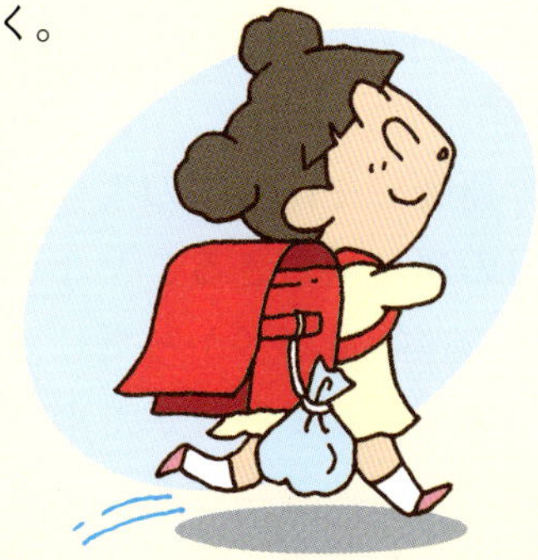

学校で注意すること②　運動

運動誘発ぜんそくはできるだけ予防する

　激しい運動をするときには、十分な準備体操をし、必要に応じて、運動の前にβ2刺激薬を吸入しておくと有効です（76ページ参照）。

　また、発作がよく起きる人はピークフローメーターで呼吸機能の変化や運動前の調子を把握しておきましょう。

　風邪気味のときなど、たまたま体調が悪いときには運動誘発ぜんそくを起こしやすくなることもありますが、運動をするたびに発作を繰り返すようならば、今の治療で十分なのか、運動内容と症状を医師に伝えて相談しましょう。

運動ができないときには記録係などで参加を

　運動はできなくても見学はできるときには、何らかの形で参加できるよう、タイムキーパーや記録係などを担当することもひとつの方法です。寒い季節には冷たい空気が刺激になるので、マスクの着用が有効です。

　また、運動会や体育祭のような行事では、当日の運動量もさることながら、練習期間中の運動量が多かったり、グループ競技で無理をして疲れがたまることなどが原因で、運動誘発ぜんそくが起こることが考えられます。医師に相談してあらかじめ吸入するなどの準備をしたうえで、行事の前後には十分な睡眠をとりましょう。

発作には水分補給と腹式呼吸。回復しなければ発作止めを使用

　それでも発作が起きたら、少し休んで水分を補給し、腹式呼吸をしながら様子を見ます。それで回復するようならば、軽い運動であれば続けて参加できます。

　もしも回復に10分以上かかるようならば、β2刺激薬（発作止め）の吸入を使いましょう。場合によっては、医療機関を受診します（106～107ページ参照）。

　運動誘発ぜんそくについて先生や友達に説明する際には、図4を参考にしてください。

第5章 ぜんそくの子どものライフサイクルを知っておこう

図4　学校での一日・少しの工夫で安心して楽しく過ごせるよ②

体育・運動会・マラソン・遠足・部活動

●水泳
運動誘発ぜんそくの心配が少ない運動なんだって。

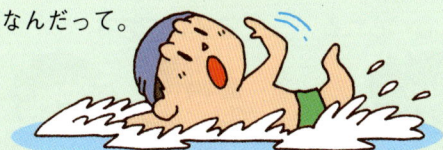

体のぐあいによってはしないほうがよいときもあるんだ。そういうときはほかの運動をしたり、ほかのことをしたりするようにしてるんだ。

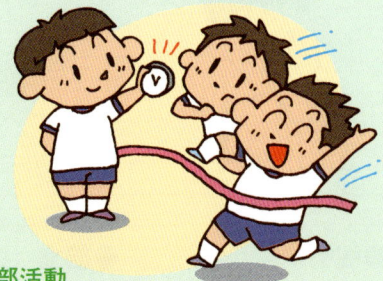

●運動会・マラソン・遠足
苦しくなったときのための準備をしていると、運動会やマラソンもできるし、遠足にも行けるよ。ぜんそくのぐあいによって、はげしい運動ができないときは見学するだけではなく、できる運動を軽くしたり、記録係やタイムキーパーになったりできるよ。

●マット運動など
ホコリのたちやすいマット運動などは

●部活動
ぜんそくのぐあいによるので学校の先生、病院の先生、おうちの人と相談して決める。
できるだけ参加する。そのためのくふうをする。

運動したときに苦しくならないために（運動誘発ぜんそく）

準備運動をする
①秋冬の空気が乾いている季節の運動や冬のマラソンのときは発作が出やすいので、マスクをしたり、運動する前に吸入したり、薬をのんだりしたほうがよいときもあるよ。
②いつでも発作が出る人は、病院の先生に相談してね。

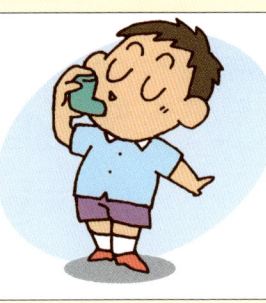

↓運動して苦しくなったら

少し休む
お水を飲む
腹式呼吸をする
苦しかったら薬を吸入する

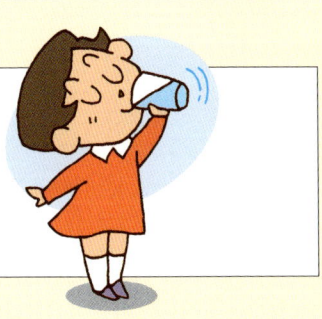

105

図5　もし学校でぜんそくの発作が起きたら

発作の程度と子どもの様子

- ●軽い喘鳴がある
- ●給食　普通に食べられる
- ●勉強・運動　普通にできる

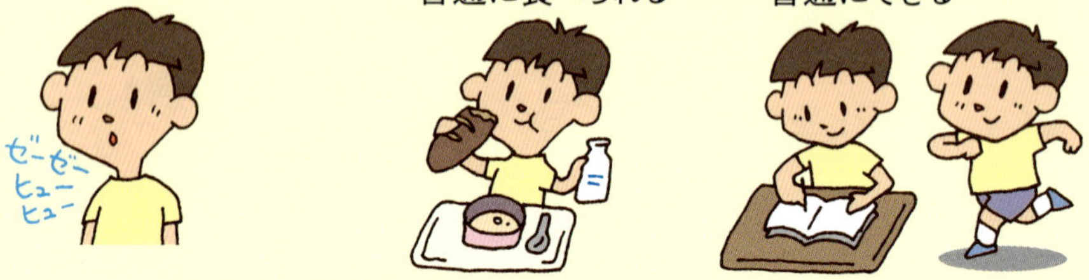

- ●喘鳴
- ●呼吸困難
- ●陥没呼吸
- ●給食　少し食べにくい
- ●勉強・運動　ずっと座っているのが辛い　少ししか歩けない

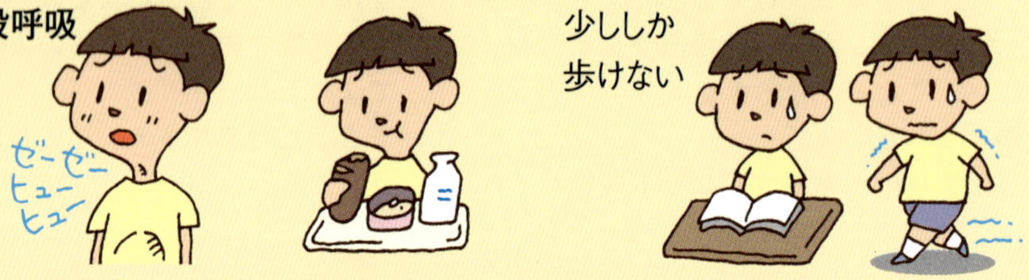

- ●喘鳴が離れていても聞こえる
- ●呼吸困難のため起坐呼吸になる　苦しくて横になれない　チアノーゼ
- ●給食　食べられない
- ●勉強・運動　話しかけられても返事ができない　歩けない

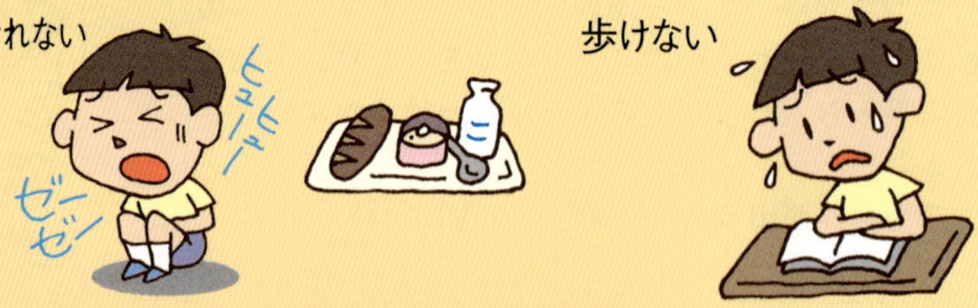

チアノーゼ
（呼吸ができないため顔色が青白になり唇が紫になる）
意識障害
（目がうつろになり、呼びかけても反応しない）
便尿失禁

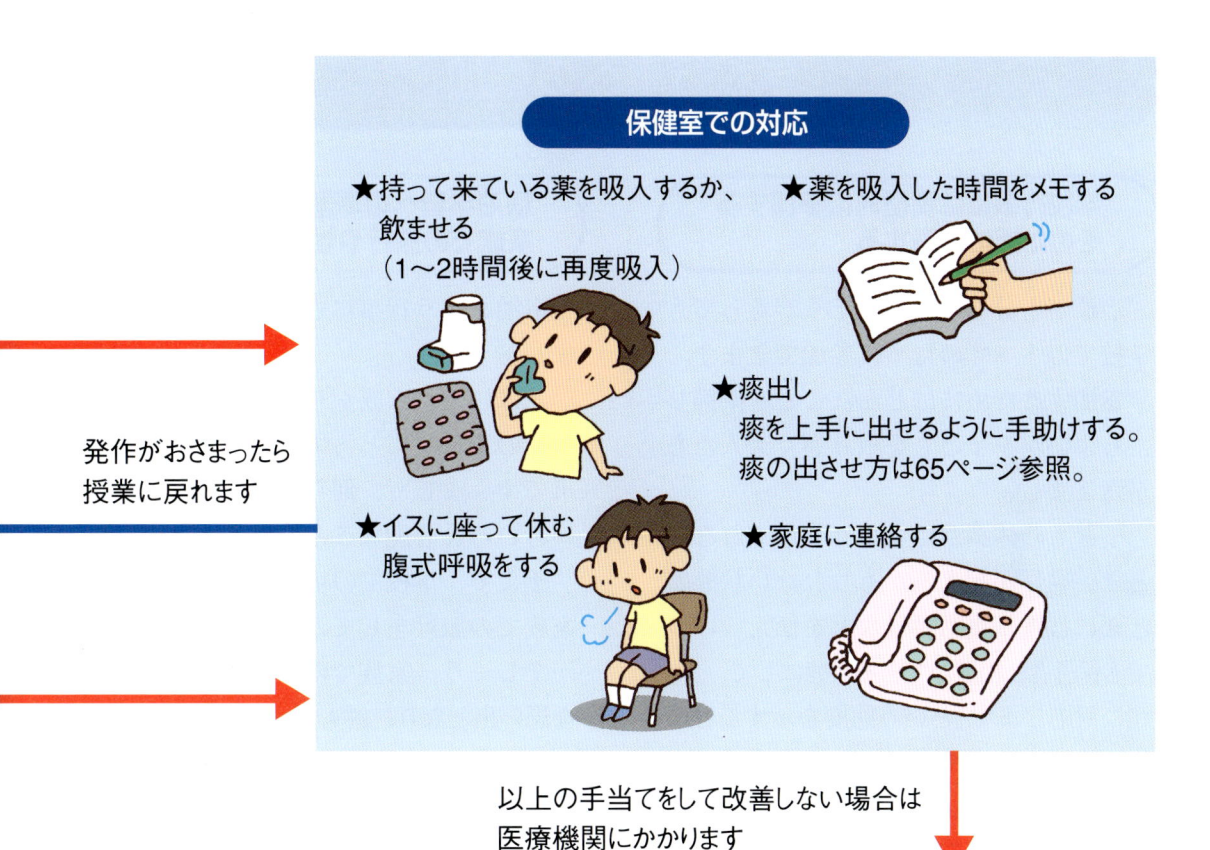

第5章 ぜんそくの子どものライフサイクルを知っておこう

保健室での対応

★持って来ている薬を吸入するか、飲ませる
（1〜2時間後に再度吸入）

★薬を吸入した時間をメモする

★痰出し
痰を上手に出せるように手助けする。
痰の出させ方は65ページ参照。

★イスに座って休む
腹式呼吸をする

★家庭に連絡する

発作がおさまったら授業に戻れます

以上の手当てをして改善しない場合は医療機関にかかります

病院へ行く間、発作止めの吸入薬（β2刺激薬）を20分〜30分毎に吸入をしてよい

ただちに医療機関受診の準備

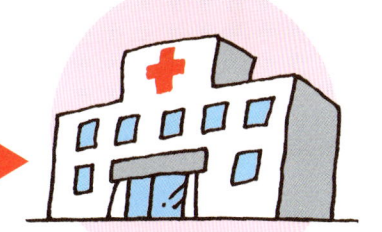

救急車が来るまでに、発作止めの吸入薬（β2刺激薬）を20分〜30分毎に吸入をしてよい

すぐに救急車を呼びます

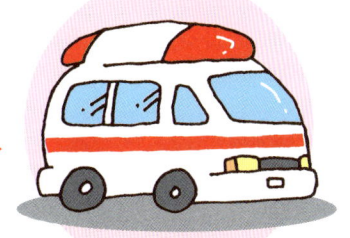

参考：厚生労働科学研究『喘息ガイドブック保健室常携用　アクションプログラム』

学校行事への参加

学校行事には積極的に参加する そのために準備する

治療が十分なら、ぜんそくがあっても学校でのすべての行事に参加できます。

参加するためにはどんなことを準備したらよいかを子どもを取り巻く大人たちが考えましょう。

子どもの体調がいまひとつすぐれないとき、発作が起きるかもしれない状態のときには携帯電話番号などを伝え、いつでも保護者と相談ができる状態にして、「一緒に対応します」という態度を示すことが先生方が安心してお子さんをあずかることができる大事な要素になると思います。

運動会や体育祭、遠足、マラソン大会など運動を伴う行事での注意点は、104～105ページにあります。

宿泊学習への準備にもなる 家族での旅行やぜんそくキャンプ

宿泊を伴う行事にも、積極的に参加しましょう。

とはいえ、家族から離れての宿泊は、多くの子どもにとってとても大きな出来事です。まして、何らかの病気があればいろいろと心配なことが出てきます。

そこで、学校での宿泊学習の前に、ご家族での旅行をしてみるというのはいかがでしょう。家族での旅行はとても大切な思い出となり、絆も深まります。また、事前に旅行を経験しておくことで、学校の宿泊行事も安心して参加することができます。

もしも外出先で発作が起こったとしても、それをみんなで乗り切った経験は家

学校の宿泊行事の練習となる家族旅行で気をつけること

①疲れ過ぎない計画にしましょう。慣れないことはとくに疲れます。
②いつもの薬の服用は忘れないように気をつけます。必要であれば、3日ほど前から、薬の量や回数、種類を増やすなどの調整を医師と相談しましょう。
③薬を忘れずに持ちましょう。とくに発作止めは十分に用意します。
④旅行の前後も旅行中もピークフローで客観的な呼吸機能（肺機能）を確認しましょう。
⑤車で出かけるときには、車内やクーラーの掃除をしっかりとしておき、芳香剤の使用は避けましょう。
⑥宿泊する場合は、宿泊地の医療体制を調べておきましょう。
（医療機関を探すには日本アレルギー学会のホームページが参考になります）
⑦宿泊先の寝具は布団より、ベッドがよいかもしれません（床から離れていてホコリが少ない）。
⑧準備をよく確認して、「準備万端、だから大丈夫」といえる状態で出かけましょう。

第5章 ぜんそくの子どものライフサイクルを知っておこう

族にとって自信となりますし、発作を起こさないで無事に帰ったら、それこそさらに大きな自信につながります。経験は次のステップへの自信となって積み重なっていくと思います。

ただし、準備だけは十分にしていきましょう！ 無理な計画を立てずに、事前に薬の量や回数を増やし、旅行中の薬を十分に用意する、万が一のための医療機関を調べておく、医師からの紹介状をもらっておくといったことが、楽しい旅行のために大切になります。

なお、医療機関・行政・患者会などが主催するぜんそくやアレルギーの子どもたちのためのキャンプがあります（112～113ページ参照）。生活のリズムを覚え、薬の飲み方、使い方、友だちとの関係の作り方を共同生活の中で学びます。医療者が同行して行われることが多く、安心して参加できます。幼稚園や学校でのお泊りの練習にもなり、集団生活の中で、一人でお泊まりする自信にもつながります。機会があればぜひ参加することをおすすめします。

宿泊行事で知っておいてほしいことを教職員の共通認識にしてもらう

キャンプや修学旅行は大切な思い出です。参加するためにあらかじめ準備しましょう。子どもの年齢やぜんそくの状態によって、準備すること、気をつけること、知ってほしいこと、手伝ってほしいことが異なります。安心と安全を確保するためには、これらの行事に参加する全教職員にこれらの情報と子どもの状態を知っておいてもらいましょう。

図6　発作を起こさないように準備することで、修学旅行や移動教室にもふつうに参加できます

- 布団のホコリやダニを防ぐ高密度繊維布団カバーを用意する（枕、掛け布団、敷き布団それぞれに）
- （可能であれば）一部屋全員の布団にもカバーをする
- 前もって食べられない物を宿泊先に知らせておく
- 吸入器を用意する

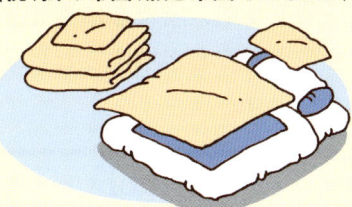

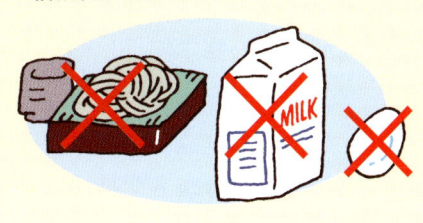

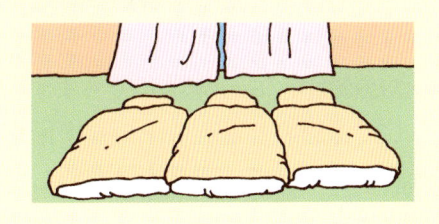

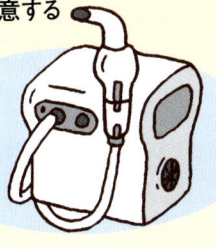

参考：厚生労働科学研究『セルフケアナビ　ぜんそく　小児用』

【小学生】
我慢せずに先生に伝えることを教える

　今までの宿泊での失敗例、成功例を参考に学校と話し合いましょう。学校は限られた職員数で大勢の子どもに心配りをしなければなりません。薬を忘れないで飲ませる、発作への対応で知っておいてほしいことなど、どうしても必要なことはしっかり伝えることが大切です。

　また子どもが「自分で乗り切れた」という成功体験を得るチャンスでもあるので、医師と相談しながら、家庭でできる準備を十二分にしましょう。

　前述したように予防的な薬の追加を行うほか、発作の前、体調を崩す前にはどんな変化が自分の体に起こるかを子どもと一緒に確認しておくことも大事です。そして、発作の前兆のような体調の変化を感じたら、いつもより早めに薬を飲む、発作止めを吸入するなど、旅行中はいつもと違う早めの対処をしてよいことを子どもにしっかりと伝えましょう。宿泊先近くの医療機関宛の紹介状も役立ちます。

　こうして保護者とともに十分な準備をし、確認することで、子どもは安心して旅行に臨めます。

　引率の先生たちにお願いした内容も子どもに伝えておくと、万が一、発作を起こしても、先生たちが知っていてくれることを聞いていると安心です。

　ぜんそくの子どもにとって発作の恐怖は精神的な負担であり、一方で自分が発作を起こすことでどれだけ周りに迷惑がかかるかをよく知っています。ですから、実際に具合が悪くなってきたとき、発作が起きたときには周囲に申し訳ないと感じ、できれば一人でどうにかしたいと思いがちです。「一人で我慢しなくてもいい」「先生たちは怒ったり、迷惑がったりしないし、助けてくれる」ことをしっかりと子どもに伝えて、安心して出発できるようにしてあげましょう。

【中学生】
体調の変化に自分で気づき、対応を

　基本的には小学生と同じです。発作が起きやすい時期でなく、ふだんのコントロールが十分にできていて、体調の変化を自分で感じて、それに対応した薬を使えるようになっていれば、ほとんど問題ないでしょう。

　しかし、薬は絶対に忘れず、予備薬を別のカバンに入れて余分を持つことです。

　病気のことや発作時の対応を誰に伝えるべきかについて、本人の納得が必要になる時期ですが、友だちにも先生にも知ってもらうと安心が増すことは子どもに伝えましょう。

【高校生】
とくに海外旅行では準備をしっかりと

　国内旅行では中学生と変わりません。ここでは海外への修学旅行について述べます。

　カバンを忘れたり盗られたりする可能性を考慮して、肌身離さず持つカバンと旅行カバンの両方に薬を入れましょう。

自分が納得し、安心できる方法で子ども自身が準備するのが大切で、保護者は持っていく薬の量や取り出しやすいしまい方などのアドバイスをするだけと心がけましょう。

発作止めの薬をいつもより少し早めに吸入する、回数を増やすなどの対応が有効な場合もあります。具合が悪いときに我慢しなくてもいいことをしっかりと伝えましょう。

また、かぜ薬、お腹の薬など体質にあった常備薬を準備します。

薬の持ち込みは、国によっては制限があります。入国審査の係員が、薬に詳しいとはいえません。持ち込む薬や医療器具については、医師からの処方箋を寄港地の言語に翻訳したものを持っていきます（アナフィラキシーショックのときに使うエピペンについては117ページ参照）。

はしかなどの予防接種は、海外旅行では必須と考え、今までアレルギーがあるからと接種してこなかった場合は、専門医に相談しましょう。

【留学／ホームステイ】 滞在先の環境の情報を入手する

海外に留学／ホームステイすることも多くなっています。準備はおおよそ海外への修学旅行に準じます。

ホームステイでは、一般家庭に宿泊することになります。海外では犬や猫などのペットを飼っている家も多く、動物がアレルゲンとなっている子どもは、ホームステイ先の家庭環境を事前に確認することが大事です。留学やホームステイ先として、動物を飼っている家庭は避けることが望ましいといえます。

また、日本で使っていた薬を同じ量や種類、入手できるとは限りません。長期間の留学であれば、滞在中に薬が新たに必要となるときに備え、かかっている医師に早めに相談しておきましょう。

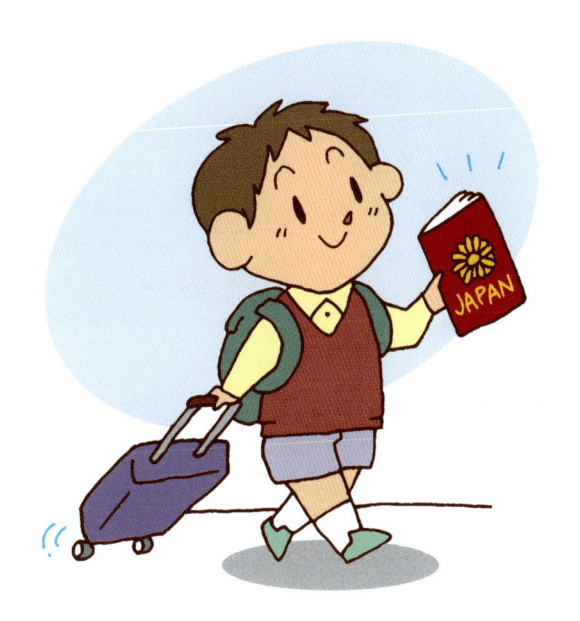

ぜんそくキャンプ

　ぜんそくのある子どもやその保護者を対象に、医療機関、保健所、患者団体などが「ぜんそくキャンプ」を開催しています。

　医師などの医療関係者が参加していることが多く、安心して過ごすことができ、宿泊の練習にもなります。

　開催している団体がわからなければ、主治医に聞いたり、環境再生保全機構や保健所などに相談しましょう。

　ただ、参加条件や開催目的、プログラムはそれぞれ異なりますので、申し込み前に主催団体に問い合わせをして確認しておきます。

子どもが参加する意義

- ぜんそくのある子どもは自分だけではないことを知る。
- 「みんなぜんそくがある」集団の中で、気兼ねなく楽しめる。
- 医師がいるので思いっきり遊んだり、運動したりして、「こんなこともできた」という自信を増やす。
- 「自分のことだけをいつも心に掛けていてくれる親がいない」環境で、自分のことは自分でする習慣をつけ、自分でできることを増やす。
- 日常の生活習慣を見直す。
- ほかの子どもの経験を聞くことで、自分を見直す（学校での友達との付き合い方など）。
- 自分でぜんそくを管理する練習をする。
- 日ごろの治療を確認し、治療の意味をきちんと理解する。
  - 吸入の方法
  - 発作のないときにも薬を使う理由
  - ピークフローメーターの使い方
  - ぜんそく日誌をつける意味
  - 腹式呼吸の練習
  - 発作時の対応法
- 宿泊の練習をする。

保護者にとっての意義

- 集団生活に送り出す。
  自分の目の届かないところで子どもを一人で過ごさせるのはアレルギーのない子の保護者にとって心配なこと。ぜんそくなどの病気がある子どもの保護者は、自分ではあまり意識していなくても、いつも子どもをしっかり見ている。その視線から子どもが解放されることが大切な場合がある。だからこそ、キャンプなどを一人で乗り越えてきた経験は、子どもにも保護者にも自信につながる。
- キャンプに参加するための準備をすることで、ほかの宿泊行事に参加するときの練習になる。

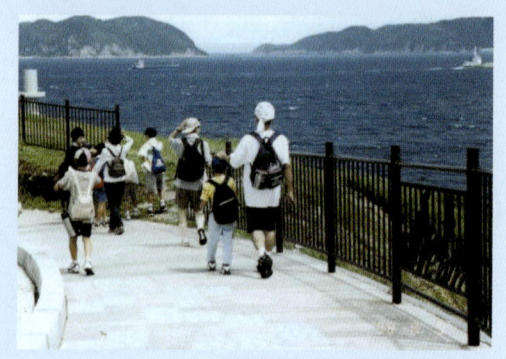

写真提供：国立病院機構福岡病院

実際のぜんそくキャンプのプログラム（2007年の一例）

時間	1日目	2日目	3日目	4日目
6		起床・吸入 スキンケア等	起床・吸入 スキンケア等	起床・吸入 スキンケア等
		体操、診察 ピークフロー等	体操、診察 ピークフロー等	体操、診察 ピークフロー等
8	受付	朝食・服薬	朝食・服薬	朝食・服薬
	診察	移動	移動	作文・各種表彰
10	自己紹介	フィールドビンゴ	工作　焼き杉	
	病院出発 バスによる移動			退所式
12		昼食・吸入	昼食・吸入 すいか割り	昼食
	昼食　服薬・吸入	移動		移動
14	オリエンテーション	診察・鍛練 ピークフロー等	自由時間 運動誘発ぜんそく チェック	
	ぜんそく講話	野外調理	診察・鍛練 ピークフロー等 チェック	病院到着・解散式
16	診察・鍛練 ピークフロー等			医師による 個人面接
	夕べの集い 入浴・水かぶり	夕べの集い　夕食	入浴・水かぶり ・スキンケア・吸入	
18	夕食	入浴・水かぶり ・スキンケア・吸入	夕食	
	班旗作成	ナイトウォーク	キャンドルファイアー	
20	1日の振り返り	1日の振り返り		
			1日の振り返り	
	就寝	就寝	就寝	

出典：国立病院機構福岡病院

医療機関で注意すること

医療機関での検査や治療でアレルギーを起こすこともある

ぜんそくなどのアレルギーのある人は、検査や治療に使われる薬品や医療器具によってもアレルギーが起こることがあります。

初診時に受付で記入する問診表に「アレルギー」と記入したからといって安心してはいけません。

総合病院や大学病院などの大きな医療機関で複数の科にかかる場合、それぞれの科でアレルギーがあることをしっかり伝えます。歯科でも注意が必要です。

麻酔や造影剤によるアレルギー疾患の増悪やショック症状などは、アレルギーの専門医ではない一般の医師は知らないことがあるかもしれないと考えましょう。

子どもが注意すべき薬や検査は、アレルギーを診てもらっている医師に確認しておきましょう。予防接種の受け方も相談しましょう。

アレルギーのある人が気をつけるほうがいい薬品や医療器具
※必ずアレルギーが起こるというわけではありません。

●麻酔・造影剤
歯科の麻酔によるショック、検査で使う造影剤でも、気分が悪くなる、意識を失うなどの他、死亡事故も起きています。アレルギーのあることを必ず伝え、造影剤などは使用後2時間ぐらいはその医療機関内で安静にしていましょう。

●ゴム手袋などに含まれるラテックス
ゴム風船で唇が腫れるなどの症状を経験した人は、手術用の器具やゴム手袋などに含まれるラテックスでアレルギー症状を起こすことがあります。
アレルギーの専門医のいる医療機関で手術するか、アレルギーの専門医がいない医療機関ではアレルギーの専門医から紹介状に具体的な対応事項を書いてもらい、必ず持っていきましょう。

●経口薬
アスピリンぜんそくなどのように薬自体でアレルギー症状を起こすほか、薬に含まれる添加物、安定剤や糖衣錠で起こることもあります薬の名前は必ず確認しましょう。

●陣痛促進剤
出産の際に使われることがある陣痛促進剤は、人によって感受性がかなり違う薬です。産科ではアレルギーがあることを必ず伝え、アレルギーに詳しい医療機関で出産するか、産科医とアレルギーの主治医が連携を取れるようにお願いしておきましょう。
医療機関に出産の方針を確認し、必要なサポートしてくれる医療機関を見つけましょう。

予防接種は積極的に受けよう

よほど重篤な卵アレルギーでない限り、製造の際に卵が培地として使われているワクチンでも、接種は可能といわれています。決まった年齢で予防接種は積極的に受けるほうがよいようです。

逆に心配なのはアレルギーがあるからと医師から接種を断られることです。

アレルギーの専門医のいる医療機関では、何回かに分ける、対応を準備して経過を診ながら接種するなど、アレルゲンや重症度に応じた接種方法をとったりしていますので、相談しましょう。

とくに海外への修学旅行や留学には麻疹の予防接種が重要なので、あらかじめ早めに相談しておくことが大切です。

小児慢性特定疾患医療給付制度

重症の慢性の病気がある子どもの医療費の一部を給付する「小児慢性特定疾患医療給付制度」があります。ぜんそくに関しても、以下の状況に当てはまるときには対象となります。かかっている医療機関で相談してみましょう。

※1974年以来行われてきた小児慢性特定疾患治療研究事業が、他の制度との整合性を図ると同時に安定的な制度とするために、2006年から新制度となりました。

1) 大発作が「3カ月に3回以上」または「月3回以上」ある場合

2) 経過欄に「1年以内に意識障害を伴う大発作あり」とある場合

3) 治療で、人工呼吸管理または挿管を行う場合

4) おおむね1カ月以上の長期入院療法を行う場合
　ただし、次の要件を満たすこと
　①当該長期入院療法が小児のぜんそくの治療管理に精通した常勤の小児科医の指導下で行われていること
　②当該長期入院療法を行う医療機関に院内学級、養護学校等が併設されていること
　③医療意見書とともに次の2つのデータがあること
　　Ⅰ)非発作時のフローボリュームカーブ
　　Ⅱ)直近1カ月の吸入ステロイド薬の1日使用量

災害に備えておこう

地震や台風、洪水などの自然災害に備え、ぜんそくの子ども用に準備するものは、一般の「災害準備リスト」には書いてありません。治療や生活上必要なものは個別に準備しておきましょう。

●吸入器

ネブライザー式で吸入している乳幼児では、避難するときには吸入器を持ち出しましょう。停電でも使えるバッテリー式、電池式、車のバッテリーにつないで使えるタイプなどもあります。バッテリーや電池は時間が経つと放電してしまうので、入れ替えを忘れないようにしましょう。9月1日、1月17日など災害に関する日に入れ替える習慣にしておくのも一つの方法です。

吸入器は高齢者、COPD（慢性閉塞性肺疾患）患者用に救護所や避難所などに準備されている場合もあります。担当者に必ず「ぜんそくの子がいる」ことを伝えて、今後のことについて相談しておきましょう。

●薬の予備

1週間程度の薬の予備は必要です。薬がなくなってから受診するのではなく、余裕を持って受診するとよいでしょう。災害後の混乱期が過ぎるまで、できるだけ自力で対処できるよう、準備しておく目安は3日といわれています。避難所に入ったら、できるだけ早くぜんそくがあることを担当者に伝えましょう。

●常備薬

ぜんそくの薬（長期管理薬・発作止め）のほかに、体質に合った下痢や便秘の薬、解熱剤も用意しておきます。

●防じんマスク

地震などの災害現場では、病気のない人でもマスクが必要なほどの粉じんが舞います。かぜ予防の簡易ものではなく、防じんマスクを用意しておきましょう。市販のマスクでもないよりはましです。

2011年3月11日に発生した東日本大震災によって多くの子どもたちが被災し、長期間にわたって非日常的な環境下での生活を余儀なくされました。日本小児アレルギー学会は、NPO団体や患者家族の会などの協力を得て、災害時のこどものアレルギー疾患対応パンフレットを作成しています。パンフレットは、喘息、アトピー性皮膚炎、食物アレルギーの3疾患毎に、世話をする方々向け、避難所や地域における周囲の方々向け、行政の方々向けの3パターンを用意しており、日本小児アレルギー学会のホームページからダウンロードが可能です。

医薬品の海外への持ち出し・再入国と機内での取り扱い（エピペン®の例）

ぜんそくの子どもが、アレルギーのアナフィラキシー・ショックの治療に使われる「エピペン」のような注射器に入った医薬品を海外に持っていく場合、書類が必要になります。また、留学などで大量の医薬品を持っていく場合も同様です。主治医や旅行先の大使館、利用する航空会社、税関、主治医、旅行代理店などに問い合わせます。

以下に書類の内容や注意事項を示しますが、詳細は必ず確認してください。（使用した容器は残しておくべきでしょうか？）

■旅行先の大使館から出入国の際に求められる書類

入出国に際して、英文の診断書や医師からの手紙などが必要です。

（記載の内容例）
① 担当医の名前
② 薬を持つ患者の名前
③ 病名
④ 薬の商品名と成分名（主成分、一般名、添加物）など
⑤ エピペンに含まれるアドレナリン（エピネフリン）は麻薬ではなく、日本の覚醒剤取締法、麻薬及び向精神薬取締法に該当する成分ではない旨
⑥ いつからその薬を処方しているか
⑦ 1回に使用する分量
⑧ 1日に使用する回数
⑨ 担当医のサインと日付
⑩ 医療機関の名前と住所

■入国カード

航空機などで配布される入国カードに、医薬品の持ち込みに関する質問があれば、処方薬でも市販薬でも「持っている」ことを記入します。現地到着時に入国カウンターの「申告がある」ほうのカウンターで書類を出し、係官の質問に答え、上記の診断書などの書類を示します。

■航空機内への持ち込み

事前の連絡や確認があれば、航空機内への持ち込みを断られることはほとんどありませんが、予約時に薬を持ち込むことを伝え、搭乗手続きのときに現物を見せて確認を取ります。

■税関

●出国時

医師の診断書を用意し、旅行代理店などと相談して、薬の持ち出しのための申請書を手に入れて、あらかじめ記入しておきます。出国時に税関で現物を見せて、数量を確認し、押印してもらいます。

●入国時

入国時には、使用した容器や未使用の現物とともに出国時の書類を提出する。

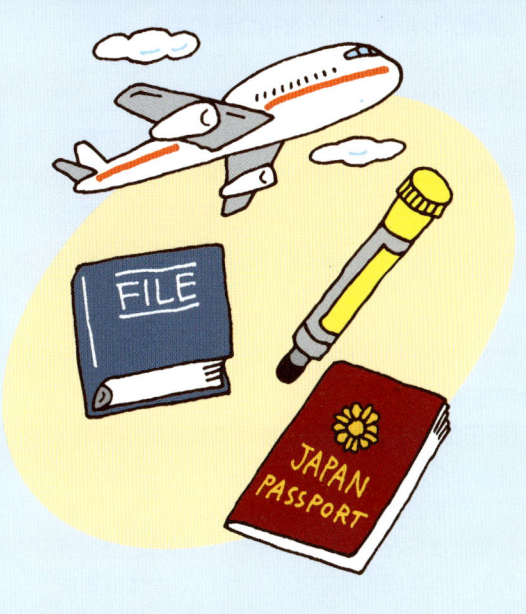

※本頁は2008年版から再収載します。

おわりに　お母さん、一人で悩まないで

　ぜんそくの治療・管理の進歩によって、患者さんならびに保護者の方々が、発作の苦しみや病気の不安から開放され、生活の質が高められ、何でもできることが期待される時代を迎えました。しかし、このことを実現するには医療者と患者・保護者のパートナーシップが重要ですが、まだ不十分でありました。

　そうした中、西間三馨先生から患者の視点に立ったハンドブックを患者委員の手で書き、それを医師がサポートして作成しようという提案がありました。今まで経験のない作業であり、初めのころは一抹の不安がありましたが、回を重ねるたびに患者委員の経験と知識ならびに情熱が凝縮し、世界に類を見ないハンドブックが完成しました。

　この本の誕生の背景には、西間先生の洞察、患者委員ならびに医師委員の献身的努力、コーディネートチームの渡辺さん、小島さんの尽力があり、その結晶がこれを活用する皆さまのお役に立つことを念じております。

患者会代表らによる『小児ぜんそくハンドブック2008』作成委員会副委員長
西牟田　敏之

■監修
西間　三馨（国立病院機構福岡病院）
西牟田敏之（国立病院機構下志津病院）

■編集委員

第1章　担当

●**武内　澄子**
（食物アレルギーの子を持つ親の会）

　ぜんそくの治療を続けるうえで大切なことは、受けている治療を患者と家族が理解することです。このハンドブックは、ぜんそく発症の機序や治療について理解を深め、医師とともにぜんそくと向き合うために作成したものです。さらに日常生活に役立つ情報を、患者の視点で盛り込みました。治療を進めるにつれて不安や疑問が出てくるものです。そんなときに、参考書として活用していただけたら幸いです。

●**宇理須　厚雄**
（藤田保健衛生大学坂文種報徳會病院小児科）

　ぜんそくは発作が起きないように上手にコントロールすることが大切な病気です。その治療は、患者さんとその家族、そして医者とコメディカルとの共同作業です。しかし、主体は家族を含む患者さんです。今回の『家族と専門医が一緒に作った小児ぜんそくハンドブック2008』作成のお手伝いをして、それを実感しました。

第2章・第4章　担当

●**長岡　徹**
（NPO法人アレルギーを考える母の会）

　「母の会」の取り組みの一つに、羅針盤となる「治療ガイドライン」をともに学び、自ら治療に取り組むアドヒアランスを育て、自己管理を可能にするという視点があります。といっても座学ではなく、相談を寄せる一人ひとりとじっくりと向き合う中で適切な医療を知ることになります。その共感と励ましのツールとして、患者への思いあふれる医師と患者が一緒に作ったこの「ハンドブック」は、大変に大きな説得力を持つと思います。

●**望月　博之**
（群馬大学大学院医学系研究科小児科）

　ぜんそくは慢性の病気ですから長くつきあう病気ですが、まず、ぜんそくとは何かを理解するところから始めていただきたいと思います。乳幼児のころから適切な治療で発作をゼロにしていけば、成人までの持ち越しを阻止することも可能だと考えています。この本がぜんそくと向き合う多くの方々の頼もしい味方になることを願ってやみません。

第3章 担当

●赤城　智美
（NPO法人アトピッ子地球の子ネットワーク）

　団体として電話相談窓口を開き、全国各地の患者と対話する機会があります。不安、疑問、悩みをお聞きしていると、背景となる医療の実態がおぼろげながら見えてきます。たとえば「地域により医療の充実度が異なる」、「必ずしもガイドラインに沿った医療が行われているとは限らない」ということなどです。患者団体だからこそ伝えられることがある、医師と患者をつなぐ架け橋となれるのではないかと考え、この取り組みに参加しました。

●小田嶋　博
（国立病院機構福岡病院統括診療部）

　患者・家族を中心としたガイドラインというお話をお聞きしたのが、つい先日のような気がします。患者委員の皆さんもかなりご多用の方が多いようでしたが、今、実りの秋を迎え、完成にこぎつけたということは素晴らしいと思います。子どもが育っていくように、版を重ね、ますます充実したものになっていってほしいと願っています。

第5章 担当

●栗山　真理子
（NPO法人アレルギー児を支える全国ネット「アラジーポット」）

　ぜんそくは、お子さまにとって発作のときは息ができずに「このまま死んでしまうかもしれない」と思うような苦しい病気です。そのお子さまと一緒に悩み、苦しみ、乗り越えてきたお母さま、また今現在闘っているお母さまの知恵がつまっています。医療・教育・行政など周りの多くの方々と一緒にお子さまに「ぜんそくのない子と変わらない毎日、ぜんそくであることを思い出さない毎日」を取り戻すためにお役に立てることを願っています。

●森川　昭廣
（日本小児アレルギー学会理事長/群馬大学/希望の家附属北関東アレルギー研究所）

　患者委員の方々の勉強ぶりに、医療者としてたくさんの勇気とやる気をいただきました。いつもメールをいただく時間をチェックするとほとんど真夜中、眠っていらっしゃらないのでは心配になるほどです。この世界初の患者さんの、または保護者の目線で作ったガイドラインが多くの患者さんや保護者の方に大きな治癒への材料になると思います。でも、このガイドラインも日進月歩してゆかねばならない運命になりました。未来へ向けてよい一歩が踏み出せました。感謝！！！

■コーディネートチーム

渡辺　千鶴・小島　あゆみ
（日本患者会情報センター、厚生労働科学研究「診療ガイドラインの新たな可能性と課題：患者・一般国民との情報共有と医療者の生涯学習（主任研究者：中山健夫）」班　協力研究者）

●食物アレルギーの子を持つ親の会
〒206-0012　東京都多摩市貝取4-4-5-503　Eメール：oyanokai@dp.u-netsurf.ne.jp
http://www1.u-netsurf.ne.jp/~oyanokai/

●NPO法人アレルギーを考える母の会
〒241-0024　横浜市旭区本村町17-1-106（園部宅）
FAX：045-362-3106　Eメール：m-sonobe@cf6.so-net.ne.jp

●NPO法人アトピッ子地球の子ネットワーク
〒169-0015　東京都新宿区西早稲田1-9-19-207　TEL：03-5948-7891　FAX：03-5291-1392
Eメール：info@atopicco.org　　http://www.atopicco.org/

●NPO法人アレルギー児を支える全国ネットアラジーポット
FAX：03-5701--4607　Eメール：marikuri@allergypot.net
〒152-0035　東京都目黒区自由が丘2-17-6　ザ・フロント　TEL：090-4728-5421
http://www.allergypot.net/

アレルギー用語集

あ

IgE抗体（アイジーイーこうたい）

1966年に石坂先生らによって、Ⅰ型アレルギー反応の原因物質がIgE抗体であることが明らかにされました。アレルゲンに対する特異的IgE抗体が陽性のときは、「アトピー素因がある」と判定できるようになりました。

アトピー

アレルギーの原因物質であるアレルゲンに反応してIgE抗体を産生し、ぜんそくなどのアレルギー疾患の症状を発症しやすい状態にあることを指します。

アトピー型ぜんそく・非アトピー型ぜんそく

環境に存在するアレルゲンがぜんそく発症やぜんそく症状が悪くなる因子の場合をアトピー型ぜんそくといいます。成人ぜんそくよりも小児ぜんそくに多い特徴があります。環境に存在するアレルゲンによらないぜんそくは非アトピー型ぜんそくとして分けられます。治療する上ではステロイド薬と気管支拡張薬は両方のぜんそくに効果が得られますが、ロイコトリエン受容体拮抗薬、メディエーター遊離抑制薬などはアトピー型ぜんそくのほうが有効性が高いとされています。

アドレナリン（エピネフリン）

副腎髄質・交感神経で分泌されます。気管支拡張作用がありますが、心臓刺激作用や血圧上昇作用が強いために、現在では小児ぜんそくの治療では使われません。また、アナフィラキシーショックの治療薬です。

アナフィラキシーショック

激しいアレルギー反応で、ハチなどの虫に刺されたり、ある特定の食物を食べたりして数分から1～2時間以内にあらわれます。蕁麻疹（じんましん）や嘔吐、血圧低下（血流の減少）、喘鳴（ぜんめい）、そして呼吸困難（のどの浮腫）などの症状があらわれる危険な反応です。

アレルギー

1906年にオーストラリアの小児科医ピルケ先生が初めて提唱した呼称で「allos（異なった）」という言葉と「ergon（作用）」という言葉を合体させて作った言葉です。抗原抗体反応によって身体に障害をもたらすという意味で用いられます。

アレルゲン

アレルギー反応を起こす物質（抗原）のことです。アレルゲン性の強い物としては、ダニの死骸やゴキブリの糞、スギ花粉などが有名です。

アレルギー反応—Ⅰ型、Ⅱ型、Ⅲ型、Ⅳ型（Coombsの分類）

Coombs先生とGell先生が1963年に提唱したアレルギー反応の分類です。ここではアレルギーに深い関係がある型を説明します。
Ⅰ型アレルギー反応は、即時型アレルギー反応と呼ばれることもありますが、抗原に対してIgE抗体がつくられ、IgE抗体がマスト細胞や好塩基球に結合し、再度アレルゲンが入ると、すぐにマスト細胞や好塩基球からヒスタミンなどの化学伝達物質（ケミカルメディエーター）が遊離され、さまざまなアレルギー症状があらわれる反応のことです。

Ⅳ型アレルギー反応は、アレルゲンが再び入ってきたときに、感作されたT細胞が反応して炎症を起こす反応のことです。反応してから炎症があらわれるまでに48時間程度の時間を要することが多いので、Ⅰ型アレルギー反応の即時型に対して、遅延型アレルギー反応とも呼ばれます。

1秒量（FEV1）とピークフロー（PEF）

1秒量とは最大限に努力して「1秒間に吐き出すことのできる空気の量」で、ピークフローとは最大限に息を吐く努力したときの「瞬間的な最大流量（吹き出す速さ）」です。

運動誘発喘息

気道過敏性が亢進（こうしん）しているぜんそく児は、何の予防策もなしに競走などの強めの運動すると発作が起きることがよくあり、運動誘発ぜんそく（Exercise Induced Asthma, EIA）と呼びます。

か

過敏症・過敏反応

正常な人には耐えられる刺激の曝露によって、再現が可能な症状や徴候を引き起こされるような疾患や反応を指します。

気道過敏性

正常の場合に比べてわずかな刺激で気管支が収縮を起こす場合に、「気道過敏性が高い（亢進している）」といいます。

抗アレルギー薬

DSCG（クロモグリク酸ナトリウム）が、動物（ラット）のマスト細胞の脱顆粒を抑制することが発見されてから、アレルギー反応のメカニズムの一部分を抑える治療薬剤が多く開発され、抗アレルギー薬と名づけられました。

さ

サイトカイン

T細胞や抗原提示細胞、マスト細胞、組織構成細胞から分泌されて、炎症細胞などのはたらきを調節します。

た

遅発反応

即時型アレルギー反応が起きてから数時間あとになって、同様なアレルギー反応が起きることをⅠ型アレルギー反応の遅発反応と呼びます。Th2細胞が優位の反応で、Th1細胞が優位なCoombsの分類の遅延型（Ⅳ型）アレルギー反応とは異なります。

Th1細胞とTh2細胞

免疫・アレルギー反応をコントロールする2種類のヘルパーT細胞（1型がTh1細胞、2型がTh2細胞）のことです。アレルギー疾患の患者さんではTh2細胞が増えていて、Th1細胞は抑制されます。

は

ヒスタミン

マスト細胞と好塩基球の顆粒内に蓄えられて

いる低分子アミン類の1つです。ヒスチジンというアミノ酸の酸の部分がはずれるとヒスタミンというアミンができます。アレルゲンが入ってきて顆粒と一緒に放出されると、血管や平滑筋のヒスタミン受容体と結合して即時型アレルギーを起こします。

β2刺激薬

副腎髄質・交感神経で分泌されるアドレナリン（エピネフリン）にはα（末梢血管），β1（心臓），β2（気管支）などの受容体があり，β1の作用を抑えてβ2の作用を持たせた薬剤がβ2刺激薬です。

ま

マスト細胞

細胞を顕微鏡で見ると顆粒が詰まっていることから、マスト（ドイツ語で肥満の意味）細胞と名づけられました。IgE抗体と結合する受容体を持ち、アレルゲンが入ってくるとヒスタミンなどの化学伝達物質を遊離します。

ら

リモデリング

傷ついた組織がもとに戻ろうと修復することをリモデリングと呼びます。ぜんそくでは、気道上皮の下の基底膜下層がもとに戻ろうとして厚くなったり気道平滑筋が太くなることをいいます。

ロイコトリエン

細胞膜に存在する脂質であるアラキドン酸は、抗原やサイトカイン刺激によって酵素が活性化して、ロイコトリエンなどとなって細胞の外へ出て、気管支に強く作用します。喘息症状が起きる重要なメカニズムで、このロイコトリエンがつくられるのを防ぐ薬剤がロイコトリエン受容体拮抗薬です。ロイコトリエンは鼻閉が起きるメカニズムにも関係していることがわかってきています。

付録

■ アレルギー支援団体の活用

これらのアレルギー支援団体では、ぜんそくに関する正しい情報提供をはじめ、シンポジウムや講演会の開催、電話相談、アレルギー認定医・専門医の照会など、さまざまな支援活動を行っています。ぜひ、活用してみましょう。

- 一般社団法人日本アレルギー学会
  TEL：03-3816-0280　FAX：03-3816-0219
  ホームページ：http://www.jsaweb.jp/
- 日本小児アレルギー学会
  TEL：03-6806-0203　FAX：03-6806-0204
  ホームページ：http://www.jspaci.jp/
- 日本小児難治喘息・アレルギー疾患学会
  事務局：国立病院機構福岡病院内学会事務室
  TEL：092-565-8818　FAX：092-565-8818
- 公益財団法人日本アレルギー協会
  TEL：03-3222-3437　FAX：03-3222-3438
  ホームページ：http://www.jaanet.org/
- 独立行政法人環境再生保全機構　総務部企画課
  TEL：044-520-9518　FAX：044-520--2131
  ホームページ：http://www.erca.go.jp/
- 公益財団法人日本学校保健会
  TEL：03-3501-0968　FAX：03-3592-3898
  ホームページ：http://www.hokenkai.or.jp/
- 厚生労働省
  TEL：03-5253-1111（代表）　ホームページ：http://www.mhlw.go.jp/
- 文部科学省
  TEL：03-5253-4111（代表）　ホームページ：http://www.mext.go.jp/

■ アレルギー関連　診療ガイドラインの紹介

自分の病気に対する正しい情報や知識を得るうえで、診療ガイドラインはとても役に立ちます。ここでは、小児ぜんそくをはじめ、アレルギー関連の診療ガイドライン（一般向け、医療者向け）の一部を紹介します。

- 小児気管支喘息治療・管理ガイドライン2012
  濱崎雄平、河野陽一、海老澤元宏、近藤直美 監修／日本小児アレルギー学会 作成
  協和企画　3,500円
- 食物アレルギーハンドブック
  向山徳子、西間三馨、森川昭廣 監修／日本小児アレルギー学会 作成　協和企画　1,200円
- 食物アレルギー診療ガイドライン2012
  宇理須厚雄、近藤直美 監修／日本小児アレルギー学会食物アレルギー委員会 作成　協和企画　2,000円
- アトピー性皮膚炎診療ガイドライン2009
  山本昇壯、河野陽一 監修／社団法人日本アレルギー学会アトピー性皮膚炎ガイドライン専門部会 作成
  協和企画　2,000円
- アレルギー疾患診断・治療ガイドライン2010
  西間三馨 監修／社団法人日本アレルギー学会 作成　協和企画　4,200円
- 小児アレルギー疾患総合ガイドライン2011
  西間三馨、眞弓光文、近藤直美 監修／日本小児アレルギー学会作成 作成　協和企画　2,100円
- 鼻アレルギー診療ガイドライン──通年性鼻炎と花粉症──2009年版（改訂第6版）
  馬場廣太郎 監修／鼻アレルギー診療ガイドライン作成委員会 作成　ライフ・サイエンス　3,990円

  - アレルギー診療ガイドライン総合情報館
    ホームページ：http://www.jaanet.org/guideline/index.html
  - 財団法人日本医療機能評価機構Minds
    ホームページ：http://minds.jcqhc.or.jp/

困ったときのクイック索引

　この索引は、保護者のみなさんの「こんなときに、どうしたらいいの？」、「こんなことに困っている」、「こんなことがわからない」という悩みや疑問から、参考になるページが素早く引けるようにしました。ぜんそくの治療や管理にぜひご活用ください。

発作への対応・予防

夜中にぜんそくの発作が起きた！	64、65、84
発作で医療機関を受診する目安がわからない	55
発作で救急車を呼ぶ目安がわからない	106、107
夜中に発作が起きたときに親が留意することは？	12、60、63
学校の授業中にぜんそくの発作が起きた！	103、106、107
運動中にぜんそくの発作が起きた！	76、77、104、105
用心していたのに発作が起きることをやってしまった！	61
発作に早めに気づくことができない	12、23、78、79、81、82
発作を繰り返し起こしてしまう	34、35、36、66、67、68、69、72、73、74、75
風邪をひくと、発作が始まる	14、69、76
空気の悪いところへ行くと、発作が始まる	14、15、72、75
月経前になると、発作が悪化する	93

保育園・幼稚園・学校・生活への対応

学校の先生に何を伝えればよいのかわからない	62、94、95、100
ぜんそくのことを友達や先生に理解してもらえない	85、86、100、101
学校で発作を起こしてしまう	102、103、104、105
学校の宿泊行事に参加させるかどうか迷っている	108、109、110、111
子どもに宿泊できる自信をつけさせたい	108、109、112、113
「動物を飼いたい」と言われて困っている	74、75、103
ぜんそくの子どもが飼える動物はあるの？	75、103
子どもにぜんそくやその対応への説明がうまくできない	16、17、18、19、60、61、62、70、71、72、73、74、75、76、77、78、79、81、82、88、89、90、91、92、102、103、104、105、110、111
掃除の仕方や寝具類の手入れ法がよくわからない	72、73、74
発作が心配で運動することを止めてしまう	67、76、77、104、105
ぜんそく発作と食べ物は関係あるの？	22、81
ぜんそくは子どもに遺伝するの？	93
ぜんそくで死んでしまうこともあるの？	20、21

病気への対応

この症状がぜんそくの症状なのか迷う	8
ぜんそくの原因がよくわからない	14、28、29
うちの子は赤ちゃんだけど、ぜんそくなの？	8、9
うちの子は本当にぜんそくなの？	28、29、30、31、32、33
ぜんそくのコントロールがうまくできない	25、34、66、67、68、69、78、79、81、82
セルフケアがうまくできない	70、71、78、79、81、82
発作は起きないが、ぜんそくは治ったの？	10、18

医師への対応

診察のとき、何を伝えればよいのかわからない	24、25、32、63
薬をもらうとき、何を確認すればよいのかわからない	36、37
発作で受診したとき、何を伝えればよいのかわからない	54

薬への対応

自分が使っている薬のことがよくわからない	36、37、38、39、40、41、42、43、44、45、46
子どもが小さくて上手に薬を吸入できない	50、51、52、53
子どもが薬を嫌がって飲んでくれない	58
何年も薬を使い続けることに不安を感じる	44、45、46、56
妊娠中に安全に使える薬はあるの？	93
予防接種を受けることに不安がある	59、115

家族と専門医が一緒に作った
小児ぜんそくハンドブック2012年改訂版

2008年12月13日　2008年版第1刷発行
2012年 9 月15日　2012年版第1刷発行

[監　　　修]　西間三馨・西牟田敏之・森川昭廣
[作　　　成]　日本小児アレルギー学会
[制作・発売]　株式会社協和企画
　　　　　　　〒105-0004　東京都港区新橋 2-10-15
　　　　　　　電話 03-3571-3111（代）
[印　　　刷]　株式会社恒陽社印刷所

ISBN978-4-87794-149-9 C3047 ¥1500E
定価：1,575円　本体1,500円 ＋税